Disclaimer

AVVISO LEGALE

L'Autore ha cercato di essere il più accurato e completo possibile nella creazione di questo rapporto, anche se non garantisce o dichiara in alcun momento che i contenuti all'interno siano accurati a causa della natura in rapida evoluzione di Internet.

Sebbene siano stati fatti tutti i tentativi per verificare le informazioni fornite in questa pubblicazione, l'Autore non si assume alcuna responsabilità per errori, omissioni o interpretazioni contrarie dell'argomento trattato. Eventuali offese a persone, popoli o organizzazioni specifiche non sono intenzionali.

Nei libri di consigli pratici, come in qualsiasi altra cosa nella vita, non ci sono garanzie di guadagno. I lettori sono invitati a rispondere in base al proprio giudizio sulle circostanze individuali e ad agire di conseguenza.

Questo libro non è destinato a essere utilizzato come fonte di consulenza legale, commerciale, contabile o finanziaria. Si consiglia a tutti i lettori di rivolgersi a professionisti competenti in campo legale, commerciale, contabile e finanziario.

Si consiglia di stampare questo libro per facilitarne la lettura.

Sommario

Rivoluziona il tuo corpo:
Bruciare i Grassi con le Kettlebell

Introduzione:

È finalmente giunto il momento di dire "Basta, è abbastanza"? Sono pronto per intraprendere un percorso verso una versione più sana di me stesso, senza più scuse, facendo un cambiamento e perdendo quei chili in più... Non importa cosa succeda!

Se anche tu ti trovi in questa situazione, preparati a...

abbracciare il fat-act e trasformare la tua vita!

Sono letteralmente sbalordito da ciò che vedo negli spot pubblicitari del sabato mattina e nelle ore tardive della notte. Vengono promossi gadget e trucchi che promettono una facile perdita di peso. Quanti di noi hanno visto quegli "addominali magici" su cui ci sediamo e ci dondoliamo, mentre il grasso sembra sciogliersi?

Hai mai letto la stampa minuscola che appare in basso sullo schermo? Beh, in sostanza ti dice che devi seguire qualche forma di dieta affinché tutto ciò sia efficace.

Oggi è facile lasciarsi tentare dalle promesse di una rapida perdita di peso offerte da programmi dimagranti particolari o da offerte di "pillole magiche per la dieta" o altre "diete miracolose per la perdita di peso". Ma, onestamente, ci sono alcune verità di base che dovresti conoscere prima di prendere una decisione.

Prima di tutto, devi rendersi conto che NON esiste un trattamento miracoloso per la perdita di peso. Sebbene sia possibile perdere peso in modo significativo aderendo a diete di moda altamente restrittive o popolari, la verità è che non sono sostenibili a lungo termine.

Oltre agli evidenti effetti collaterali negativi sulla tua salute, mi sono reso conto che la parola "dieta" evoca restrizioni nella mia mente. Se consultiamo il dizionario, una delle definizioni di "dieta" è: "un regime alimentare restrittivo finalizzato alla riduzione del peso". Non sorprende quindi che le diete non funzionino!

Gli studi dimostrano che la maggior parte delle persone in sovrappeso che intraprendono diete drastiche recupera quasi immediatamente il peso perso. Si trovano quindi in uno stato di salute peggiore rispetto a coloro che mantengono il loro peso originale in sovrappeso.

Se siamo onesti l'uno con l'altro, la perdita di peso non è cambiata da quando siamo comparsi su questa terra camminando sulle due gambe. Quello che è cambiato è la commercializzazione di come perdere peso. Alla fine, devi creare un bilancio energetico negativo.

Ma come si ottiene un bilancio energetico negativo? Innanzitutto, puoi ridurre la quantità di cibo che consumi ogni giorno. In secondo luogo, puoi aumentare l'intensità delle tue sessioni di allenamento. E infine, puoi combinare entrambi gli approcci. È tutto qui.

Detto questo... non ci sono miracoli, solo consigli nutrizionali ed esercizi collaudati, e questo è ciò di cui tratterà questo libro.

L'obiettivo di questo libro è eliminare tutte le falsità che circolano su Internet e aiutarti finalmente a cambiare il tuo stile di vita, raggiungendo l'obiettivo di peso che hai deciso essere il migliore per te.

Oggi è il giorno in cui prendere la decisione di **DIRE ADDIO AL GRASSO E CAMBIARE LA TUA VITA... PER SEMPRE.**

Capitolo 1: Perché ingrasso?

Con il ritmo frenetico della nostra vita quotidiana e i progressi della tecnologia, insieme alle comodità del cibo veloce, diventa sempre più difficile rimanere attivi e seguire una dieta sana ed equilibrata. Tuttavia, esistono strategie efficaci per farlo, anche con uno stile di vita frenetico.

Nella prima sezione di questo libro, esploreremo i seguenti argomenti in modo approfondito e aggiornato:

- I principali fattori che contribuiscono all'aumento di peso.
- Le persone con cui è importante parlare quando si decide di perdere peso.
- Come seguire un programma per favorire effettivamente la perdita di peso.
- Segreti e strategie per una perdita di peso efficace.
- E molte altre informazioni fondamentali che ti aiuteranno a imparare come perdere peso una volta per tutte e mantenere i risultati ottenuti.

Le principali cause dell'aumento di peso sono diverse. Mangiamo più calorie di quelle di cui il nostro corpo ha bisogno in un giorno, quindi l'eccesso viene immagazzinato sotto forma di grasso. Questo è un dato di fatto, ma perché il 63% degli americani è sovrappeso o obeso? Una delle ragioni principali risiede nelle dimensioni delle porzioni che consumiamo oggi, che sono diventate enormi.

Quando ingeriamo più cibo di quello che bruciamo, si crea un bilancio energetico positivo, il che significa che l'eccesso viene immagazzinato come grasso. Questo meccanismo potrebbe funzionare bene se fossimo uomini delle caverne e sapessimo che non avremmo cibo per sette giorni. Ma nella società occidentale moderna, questa logica non si applica.

La mancanza di sonno può influire sul processo di perdita di peso. Se stai seguendo una dieta e fai attività fisica regolare senza vedere risultati significativi, potrebbe essere il momento di valutare la qualità e la quantità del tuo sonno. Gli esperti di obesità del Canadian Medical Association Journal hanno evidenziato una connessione crescente tra il sonno e la perdita di peso. In effetti, è emerso che le persone che vanno a letto tardivamente consumano in media dalle 400 alle 500 calorie in più.

Il tuo metabolismo rallenta con l'avanzare dell'età. Ogni decennio dopo i 25 anni, il nostro tasso metabolico diminuisce di circa il 10%. Tuttavia, ciò può essere contrastato se segui il programma di allenamento con la kettlebell descritto in questo libro. Quando abbiamo più massa muscolare, il nostro metabolismo aumenta, poiché il nostro corpo deve riparare i muscoli dopo l'allenamento, il che a sua volta favorisce la costruzione di massa muscolare. Al contrario, uno stile di vita sedentario porta all'aumento di peso.

Le cattive abitudini alimentari sono un altro fattore significativo. Durante la ricerca per questo libro, ho scoperto che le persone nell'Occidente attuale pesano in media 13 kg in più rispetto a 100 anni fa, nonostante abbiano consumato più grassi. Quello che mangiamo di più è cibo trasformato. Come afferma Jack Lalanne, "se è stato fatto dall'uomo, non mangiarlo".

Gli zuccheri, gli amidi e gli alimenti contenenti farina stanno contribuendo all'epidemia di obesità nella nostra società. Nel 2009, secondo FASTFoodfacts.com, l'industria del cibo veloce ha speso 4,2 miliardi di dollari in pubblicità. Non sorprende quindi che ci sia un alto tasso di sovrappeso. Molte persone hanno trovato utile utilizzare un pianificatore di pasti per orientarsi nella scelta di alimenti più sani.

Le dimensioni delle porzioni sono diventate sempre più grandi. Questo è evidente, ad esempio, nelle catene di fast food, dove bevande e patatine fritte sono notevolmente più grandi rispetto al passato. La maggior parte delle persone semplicemente mangia troppo. Come accennato in precedenza, un pianificatore di pasti può aiutarti a comprendere le giuste dimensioni delle porzioni.

L'esercizio fisico o la mancanza di esso sono fattori determinanti per la società occidentale. Secondo designedtomove.org, i bambini di oggi saranno la prima generazione con un'aspettativa di vita più breve rispetto ai loro genitori. Il corpo umano è progettato per essere attivo. L'esercizio regolare è essenziale per raggiungere e mantenere un peso sano, insieme a ciò che mangiamo, come mangiamo e quanto mangiamo. Ti invito a seguire il programma proposto da Sergente Sottile, che si sta preparando per diventare l'uomo più in forma del mondo.

Impara a controllare le dimensioni delle porzioni. Un metodo semplice ed efficace senza bisogno di pesare o misurare è utilizzare la mano come riferimento. Gli uomini dovrebbero consumare 2 porzioni di proteine, mentre le donne ne hanno bisogno di 1 porzione. Una porzione corrisponde approssimativamente alle dimensioni del palmo della mano.

Per quanto riguarda i carboidrati, sia gli uomini che le donne dovrebbero consumare una porzione delle dimensioni del pugno. Per quanto riguarda i grassi, come le noci miste o le mandorle, pensa alle dimensioni del pollice.

Per gli uomini, una porzione di proteine corrisponde approssimativamente alle dimensioni del palmo della mano. Questo è spesso un fattore fondamentale per molte persone che non si rendono conto di quanto effettivamente mangiano. In generale, una porzione di cibo delle dimensioni del pugno è sufficiente per un pasto, poiché corrisponde alla capacità dello stomaco.

Smetti di mangiare quando ti senti pieno all'80%. Questa tecnica, che applico il 90% delle volte, ti aiuterà a consumare meno cibo. Considera il controllo delle porzioni come un modo per gestire ciò che metti in bocca, piuttosto che mangiare meno a ogni pasto. Questo può portare a una significativa perdita di peso nel corso di un anno.

Cerca di rallentare il ritmo durante i pasti e evita di mangiare in macchina, in piedi o mentre cammini. L'unico momento in cui dovresti mangiare è a tavola. Mangiare lentamente consente al tuo cervello di ricevere il segnale di sazietà. Quando mangi velocemente, il segnale non viene adeguatamente rilevato dal cervello e tendi a mangiare troppo perché non ti senti "sazio". Capisco che sei occupato, ma utilizzare sostituti del pasto sani può aiutarti a raggiungere e mantenere un peso corporeo sano.

Un altro aspetto importante da considerare è l'assunzione di cibi grassi e zuccherati. Abbiamo bisogno di nutrienti, compresi i grassi sani, per mantenere un equilibrio, ma consumare una quantità eccessiva di cibo spazzatura e bevande zuccherate porta all'aumento di peso. Gli alimenti trasformati di solito hanno scarso valore nutritivo e sono ricchi di sale, zucchero e grassi insalubri.

Molte persone tendono a utilizzare lo stile di vita frenetico come scusa per l'aumento di peso. In realtà, è proprio in queste situazioni che è necessario pianificare in anticipo per evitare trappole che portano a scelte alimentari errate. Come affermava un famoso culturista, "il Tupperware è un attrezzo fondamentale durante l'allenamento". Sono pienamente d'accordo con questa affermazione.

Con un pianificatore di pasti come quello disponibile al link fornito, puoi preparare i tuoi pasti settimanali e ricevere una lista della spesa con tutti gli ingredienti necessari. Prepara i pasti la domenica, congélali e portali con te ogni mattina. In questo modo, non dovrai più pensare a cosa mangiare durante la giornata, poiché avrai già tutto pianificato.

Potrebbe essere difficile organizzare una colazione equilibrata, quindi invece di fare scelte sbagliate o saltare il pasto, consiglio l'uso di sostituti del pasto per rimanere in linea con i tuoi obiettivi.

Devi seguire una dieta?

La risposta breve è assolutamente no. Le diete non funzionano a lungo termine. Come abbiamo già discusso, con tutto il marketing delle ultime "diète alla moda", è facile lasciarsi coinvolgere da tutto il clamore. Questo è precisamente ciò di cui parla Corey Lewis nel suo libro "Le armi di riduzione di massa del sergente Slim". Invece di pensare a una dieta temporanea, considera un cambiamento dello stile di vita, che ti consentirà di sviluppare abitudini alimentari e di esercizio sane a lungo termine.

Non è necessario eliminare interi gruppi di alimenti, come i carboidrati, né bere frullati dimagranti che non sono soddisfacenti né gustosi. Spesso le persone iniziano una dieta in occasione di eventi specifici, come un matrimonio, il diploma o una riunione di famiglia, oppure all'inizio di un nuovo anno. Se questo è il tuo unico obiettivo, ti incoraggio a fare le tue ricerche e ad evitare soluzioni drastiche che non ti porteranno a lungo termine.

In conclusione, non lasciare che uno stile di vita frenetico ostacoli il tuo desiderio di perdere peso e mantenersi in salute. Pianifica con anticipo, controlla le dimensioni delle porzioni, mangia lentamente e fai scelte alimentari consapevoli. Sii coerente con l'esercizio fisico e assicurati di ottenere il sonno di cui hai bisogno. Ricorda, il cambiamento dello stile di vita richiede tempo, ma i risultati saranno duraturi e gratificanti. Buona fortuna nel tuo percorso di perdita di peso e di adozione di uno stile di vita sano!

Fissare obiettivi... Pensare SMART

Prima di intraprendere qualsiasi tipo di cambiamento nella nostra normale vita quotidiana, devi avere una ragione per cui lo stai facendo. Questi sarebbero considerati obiettivi.

Il motivo per cui gli obiettivi sono importanti è che smetti quando il gioco si fa duro. Forse, di recente sei passato da una taglia 40 a una 42 e sei stanco di essere pesante. Forse il tuo medico ti ha detto che devi perdere 50 chili o affrontare la reale possibilità di un attacco di cuore.

I tuoi obiettivi devono essere reali. Puoi farlo scrivendoli in modo da poterli visualizzare da qualche parte e vederli ogni singolo giorno. La formula che mi piace utilizzare è l'acronimo SMART

Specifica: Se hai solo un'idea generale del tuo obiettivo, è probabile che fallirai prima ancora di iniziare. Se stessi guidando verso New York City, non ti metteresti in macchina senza avere indicazioni precise, vero? Allo stesso modo, una dichiarazione vaga come "Voglio mettermi in forma" non basta. Non ha un significato concreto e non saprai nemmeno se hai raggiunto il tuo obiettivo. Perché? Perché anche se perdessi solo un chilo, tecnicamente saresti in forma migliore rispetto al punto di partenza. Dovresti essere specifico e definire esattamente ciò che desideri. Ad esempio, un obiettivo come "Voglio perdere 35 chili e indossare i pantaloni che indossavo al college entro la fine dell'anno" è molto più chiaro. Noti la differenza? Avrai un punto di arrivo ben definito se utilizzi dettagli come questi.

Misurabile: Questo aspetto è correlato alla specificità dell'obiettivo. Il tuo obiettivo deve essere misurabile. Cosa significa? Assicurati che la tua dichiarazione risponda a domande come "quanto?". Utilizzando l'esempio precedente, la risposta sarebbe "35 chili". Inoltre, puoi stabilire traguardi intermedi lungo il percorso per tenere traccia dei progressi. Ad esempio, potresti dire: "Voglio perdere 35 chili, il che significa che devo perdere almeno 3 chili ogni mese per un anno intero". Questo ti aiuterà a monitorare i progressi e a rimanere motivato. Come dice un antico proverbio cinese, "un viaggio di mille miglia comincia con un solo passo". Non puoi perdere 35 chili in una sola volta, ma puoi perdere 1 libbra questa settimana!

Raggiungibile: Questo è autoesplicativo e devi mantenere il tuo obiettivo nel regno della ragione. Non aspettarti di salire sul tapis roulant una volta e perdere venti chili in un giorno! Invece, devi abbattere il tuo obiettivo in piccoli pezzi, che sono abbastanza aggressivi da farti lavorare sodo, ma anche realizzabili.

Altrimenti, dopo alcune settimane in cui non hai soddisfatto le tue aspettative, potresti rinunciare del tutto. Sarebbe meglio impostare il tuo obiettivo più in basso e poi aumentarlo man mano che lo superi costantemente ogni settimana.

Realistico: Un obiettivo raggiungibile è per sua stessa natura realistico, ma c'è una sottile differenza tra i due. Potrebbe essere possibile raggiungere un determinato benchmark, ma potresti non essere disposto o in grado di farlo. Ad esempio, mentre ridurre il grasso corporeo al 7 percento potrebbe essere fisicamente possibile in teoria, potrebbe non essere realistico! Se stai iniziando come un pantofolaio o sei in sovrappeso di 100 chili, il tuo obiettivo dovrebbe essere quello di metterti in una forma ragionevole. Cercando di passare dalla tua condizione attuale al livello di forma fisica di un triatleta non è veramente realistico e potresti prepararti alla disillusione lungo la strada.

Il fatto che sia possibile (raggiungibile), non significa che tu abbia una ragionevole possibilità di successo (realistica). Quindi, cerca di mantenere il tuo obiettivo da qualche parte nel mezzo e starai bene! Una buona affermazione sarebbe: "Voglio ridurre la mia percentuale di grasso corporeo dal 22 al 14% in sette mesi". Tuttavia, ricorda che un obiettivo impegnativo può semplificare il tuo compito, perché ti manterrà motivato. Impostare l'asticella troppo in basso può farti sentire annoiato. Solo tu puoi decidere dov'è il giusto equilibrio e puoi sempre puntare più in alto a metà strada, se hai bisogno di un calcio in più nei pantaloni!

Temporizzabile: Probabilmente avrai notato che ogni esempio include un periodo di tempo specifico. Questo è essenziale, altrimenti non saprai come pianificare lungo il percorso. Se ti concedi 2 anni per perdere 50 chili, allora dovresti bruciare solo 2 chili al mese. Tuttavia, se prevedi di perdere peso in un solo anno, dovrai raddoppiare quella cifra. Pertanto, la tua scadenza è una parte fondamentale del tuo obiettivo e dovrebbe essere molto specifica.

Rilevante: L'obiettivo deve essere pertinente e significativo per te. Deve avere un valore personale e un impatto sulla tua vita. Chiediti perché desideri raggiungere questo obiettivo e quali benefici otterrai una volta che l'avrai raggiunto. Questa connessione personale ti aiuterà a rimanere motivato durante il processo.

Adesso cosa?

Ora che hai in mano un obiettivo mirato, su cui hai lavorato duramente per renderlo avvincente, qual è il passo successivo e come puoi sfruttarlo al meglio? Come già accennato, è fondamentale rafforzare questo obiettivo ogni giorno, mantenendolo visibile in un luogo dove lo vedrai costantemente. Questo ti ricorderà ciò che stai cercando di raggiungere e può aiutarti a sviluppare nuove abitudini. Si dice che siano necessari solo 21 giorni per avviare una nuova abitudine o routine, quindi dopo tre settimane di corretta alimentazione e attività fisica, la tua vita diventerà molto più semplice e sarai più vicino al raggiungimento dei tuoi obiettivi.

Tuttavia, se hai lottato con il tuo peso per anni, potresti essere profondamente radicato in uno stile di vita sedentario e schemi alimentari poco salutari. Potrebbe essere necessario adottare un approccio più aggressivo e provare qualcosa di un po' insolito per rompere questa routine!

Potrebbe essere utile mettere accanto al tuo obiettivo scritto appunti clinici, risultati di esami del sangue o un promemoria sul tuo scarso stato di salute. Questo può essere spiacevole, ma se il tuo stato di salute ti sta spingendo finalmente a perdere peso, è importante affrontare la realtà. Vedere i risultati dei test o una nota dal tuo medico ogni mattina ti darà una motivazione senza precedenti. Sarai costretto a impegnarti e non potrai permetterti di rinunciare questa volta.

Altrimenti, potresti avere una ragione più positiva, come la necessità di indossare una taglia più piccola per un evento imminente. Perché non mettere una foto del vestito in questione, o persino il vestito stesso? Può sembrare insolito, ma avere il tuo obiettivo visibile ogni giorno renderà più facile resistere alle tentazioni che potresti incontrare durante il lavoro o in altre occasioni. Quando sarai tentato di deviare dalla tua dieta o di saltare l'allenamento, l'immagine di quel vestito sarà fresca nella tua mente. Può sembrare semplice, ma funziona davvero! Quindi, perché non provarci? Potresti iniziare a vedere risultati straordinari.

Ricevi supporto:

A questo punto, potresti pensare di aver fatto tutto il necessario, avendo un obiettivo SMART e posizionandolo in un luogo visibile. Sebbene sia un ottimo inizio, ti serve ancora un elemento finale per avere successo!

Molte persone falliscono perché non hanno un sistema di supporto che le aiuti nei momenti veramente difficili. Questi momenti arriveranno inevitabilmente e sarai tentato di abbandonare il percorso verso la perdita di peso.

È importante rivolgerti a qualcuno che si prenda cura di te e sia d'accordo con i tuoi sforzi per perdere peso. Se il tuo coniuge può essere coinvolto, sarebbe l'ideale, poiché ti vedono tutti i giorni. Inoltre, probabilmente condividete almeno un pasto al giorno, quindi possono monitorare le tue abitudini alimentari. Tuttavia, purtroppo, il tuo coniuge potrebbe non essere disposto a cambiare e potrebbe persino ostacolare il tuo piano di perdita di peso. Potrebbero anche essere in sovrappeso e non pronti a modificare le proprie abitudini, quindi avranno solo un'influenza negativa su di te. Se questo è il caso, avrai bisogno di un supporto ancora più forte da parte di amici o parenti che possano compensare la mancanza di sostegno a casa.

In effetti, sarebbe meglio cercare l'aiuto di un amico che sia già in forma, poiché sa cosa significa mantenere un peso sano. Inoltre, non saranno tentati di saltare gli allenamenti o di consumare pasti non salutari, quindi non cederanno se gli chiedi di non permettertelo.

Se non conosci nessuno del genere, prova a trovare un amico con cui poter allenarti insieme, in modo da potervi sostenere reciprocamente nella perdita di peso. Questo può essere un potente motivatore: se hai appuntamento con qualcuno in palestra, non potrai semplicemente saltare l'allenamento. Inoltre, sapere che dovrai riferire loro ciò che hai mangiato ti darà un ulteriore incentivo a seguire la tua dieta.

Ottieni un personal trainer gratuito:

Oltre a ricevere supporto da amici o coniugi, puoi anche approfittare della mia esperienza come personal trainer.

Metti tutto insieme:

Ora sai come impostare un obiettivo solido che ti terrà altamente motivato. Assicurati solo di mantenerlo specifico, misurabile, raggiungibile, realistico e temporalmente definito!

Con tutti questi fattori in atto, saprai esattamente dove stai andando e quando avrai raggiunto la tua meta. Quindi, guardalo almeno una volta al giorno per mantenere viva l'immagine del tuo nuovo obiettivo. Il passo successivo è cercare supporto dal tuo coniuge o da un amico intimo per aiutarti a rimanere in pista ogni volta che sarai tentato di deviare dal percorso.

Come funzionano le diete

Perdere peso è semplice: devi semplicemente consumare meno calorie di quelle richieste dal tuo corpo ogni giorno.

Mangiare in modo equilibrato è una necessità per mantenere il nostro corpo funzionante. Tuttavia, se consumiamo più cibo del necessario, aumenteremo di peso. Immagina questo: se consumiamo solo 300 calorie in più al giorno, nel corso di un anno potremmo accumulare oltre 20 chili di peso! Questo è ciò che chiamiamo un bilancio energetico positivo, ovvero consumiamo più calorie di quelle di cui abbiamo bisogno.

Quindi, in sostanza, una dieta dovrebbe aiutarti a ridurre l'eccesso di calorie. Considera una dieta come un piano alimentare in cui controlli attentamente la quantità di calorie che consumi. Ridurre l'apporto calorico è uno dei metodi efficaci per perdere peso. Non cadere nell'errore di pensare che puoi mangiare frutta e verdura tutto il giorno solo perché sono salutari. Questo è lontano dalla verità. Ricorda, alla fine ciò che conta sono le calorie totali. Anche questi alimenti contengono calorie. Un pianificatore di pasti personalizzato ti aiuterà a determinare il numero di calorie di cui hai bisogno in base ai tuoi obiettivi di perdita di peso e ti consentirà di mangiare gli alimenti che preferisci.

Molte persone temono di provare fame se riducono drasticamente il numero di calorie nella loro dieta. Questo può accadere, ma se riesci a consumare pasti frequenti, ogni 2-4 ore, puoi ridurre al minimo la sensazione di fame. Un semplice suggerimento è dividere per tre il numero di ore in cui sei sveglio. Ad esempio, se sei sveglio per 15 ore al giorno, il tuo obiettivo dovrebbe essere di consumare 5 pasti. Se il pianificatore di pasti ti ha consigliato di consumare 1500 calorie al giorno, significa che dovresti puntare a circa 300 calorie a pasto. Questo approccio aumenta le tue probabilità di successo.

Se ti trovi in situazioni in cui non riesci a consumare un pasto, una sostituzione del pasto può aiutarti a rimanere sulla buona strada. Personalmente, mi affido a questo tipo di soluzione in diverse occasioni durante la settimana, come spesso accade nella vita quotidiana.

Nella fase iniziale del tuo piano alimentare, evita di saltare pasti in quanto potrebbe portare a un fenomeno che chiamo "compensazione". Fondamentalmente, psicologicamente, dopo aver saltato un pasto, tenderai a mangiare troppo al pasto successivo. Questo inevitabilmente porta a un eccesso di cibo e all'aumento di peso.

La ragione principale per cui molte persone falliscono con le diete è che sono troppo restrittive. Non pensare che dovrai bere solo acqua e mangiare solo verdure per l'intera giornata. Questo non è sostenibile a lungo termine. Con un pianificatore di pasti personalizzato, puoi determinare il numero di calorie necessarie e creare un piano alimentare basato sugli alimenti che desideri mangiare, non su ciò che qualche guru delle diete ti impone di mangiare.

Un pianificatore di pasti è fondamentale perché elimina le congetture su ciò che devi mangiare per perdere peso. La domanda più comune che mi viene posta riguardo alla perdita di peso è: "Cosa posso mangiare?" Finalmente, con un pianificatore di pasti, avrai una risposta concreta.

La disciplina è uno dei fattori più importanti quando si cerca di seguire un programma dietetico a lungo termine. Perdere peso attraverso una corretta alimentazione richiede mesi o addirittura anni per raggiungere il peso desiderato. Le diete estreme che promettono risultati rapidi possono portare a un effetto yo-yo, in cui la persona perde peso ma poi riprende più di quanto aveva perso. Ciò accade quando la dieta è troppo estrema, limitando l'assunzione di cibo e vietando molte categorie alimentari. Per evitare questo, è importante adottare uno stile di vita sano, con una dieta equilibrata, esercizio fisico regolare e riposo adeguato.

Cambiare la tua dieta da malsana a sana richiede il supporto del tuo partner o di una persona significativa. Spesso vedo casi in cui coloro che sono più vicini sabotano gli sforzi della persona a causa della loro mancanza di comprensione o coinvolgimento. Perché non coinvolgerli nel tuo nuovo piano alimentare? Anche se non devono perdere peso, ci sono molti benefici per la salute che possono ottenere da questo cambiamento.

Infine, un pianificatore di pasti è cruciale per il successo perché offre centinaia di combinazioni alimentari diverse. Personalmente, non potrei sopravvivere mangiando solo pollo e broccoli ogni giorno, quindi non mi aspetto che tu faccia lo stesso. Con la varietà di cibi disponibili, compresi quelli che ti piacciono, non ti annoierai e aumenteranno le tue possibilità di successo.

Ricorda, se commetti degli errori occasionali e magari mangi un pasto o due che interrompe il conteggio delle calorie per la giornata, semplicemente torna in carreggiata il giorno successivo. L'obiettivo è essere coerenti nel 90% dei casi. Non puoi aspettarti di farlo perfettamente ogni giorno, ma un piccolo sgarro settimanale non comprometterà significativamente i tuoi obiettivi di perdita di peso.

Segreti del settore

Ci sono molte cose che l'industria della perdita di peso non ti dice e che non vogliono che tu sappia. La loro attività prospera grazie alle mode, ai gadget e alle pillole che vendono a persone disperate di perdere peso. Purtroppo, la maggior parte di queste soluzioni non funziona e solo una piccola percentuale di coloro che le acquistano riesce a perdere peso e mantenerlo.

Alcuni segreti dell'industria includono:

- Inganni negli annunci dei prodotti per la perdita di peso: La maggior parte dei prodotti per la perdita di peso promossi in radio e negli spot pubblicitari non riesce a offrire ciò che promette. I consumatori vengono spinti all'acquisto tramite promesse come "Perdi peso e mantienilo", "Mangia ciò che vuoi" e "nessuna dieta o esercizio richiesto". In sostanza, se sembra troppo bello per essere vero, molto probabilmente lo è.

- L'affermazione di essere "scientificamente provato" o "approvato dal medico" non garantisce l'efficacia: Anche queste dichiarazioni sono comuni, ma non forniscono informazioni sulla fonte degli studi o sulle persone coinvolte, il che rende difficile verificarne la validità. Spesso gli "esperti" che fanno tali affermazioni hanno un interesse finanziario nel prodotto e potrebbero non avere effettivamente esaminato le prove scientifiche. Se le prove sono state esaminate, potrebbero non essere stati seguiti standard di revisione accettabili. Perché mettere a rischio la propria salute per qualcosa del genere?

- L'approvazione governativa non implica necessariamente sicurezza o efficacia: C'è un equivoco diffuso secondo cui il governo non consentirebbe la commercializzazione di un prodotto potenzialmente dannoso. Le persone tendono a credere che il governo debba approvarlo preventivamente, ma spesso non è il caso. I prodotti presentati come "naturali" o "a base di erbe" non sono automaticamente garantiti come sicuri. Fino a quando la FDA non riceve prove che un prodotto è dannoso, le aziende possono commercializzarlo liberamente.

- Non tutto ciò che senti è vero e non dovresti crederci: Molte aziende promettono risultati che semplicemente non possono offrire. Dovresti evitare prodotti che fanno affermazioni esagerate.

- Le diete alla moda non sono da accettare acriticamente: Qualsiasi dieta che richieda cambiamenti improvvisi e radicali nel tuo regime alimentare è difficile da mantenere nel tempo. Questo spesso porta a un rapido ciclo di perdita di peso seguito da un periodo di ripresa in cui si recupera peso e talvolta anche di più. Inoltre, rende più difficile perdere peso in futuro. Non ci sono benefici per la salute in queste diete e, se una di esse funzionasse davvero, ci sarebbe bisogno di nuove diete?

- Le garanzie di rimborso sono spesso inefficaci: Le probabilità di ottenere un rimborso sono basse perché il prodotto raramente offre ciò che promette. Non esiste una soluzione rapida o una pillola magica per perdere peso: Se un prodotto fa affermazioni del genere, puoi quasi garantire che non funzionerà. È importante essere consapevoli di queste realtà nascoste nell'industria della perdita di peso per prendere decisioni informate e scegliere approcci salutari ed efficaci per raggiungere i propri obiettivi di perdita di peso.

- Falsi miti sull'allenamento per la perdita di peso: Molte persone credono che l'unico modo per perdere peso sia dedicarsi esclusivamente all'esercizio cardiovascolare. Tuttavia, la verità è che un programma di allenamento bilanciato, che includa sia l'allenamento cardio che il sollevamento pesi con le kettlebell, è molto più efficace per bruciare i grassi e tonificare il corpo.

- Il ruolo dell'alimentazione nella perdita di peso: Spesso si sottovaluta l'importanza dell'alimentazione nel processo di perdita di peso. Non importa quante kettlebell sollevi, se non segui una dieta equilibrata e controllata, i risultati saranno limitati. Scopri i segreti dell'alimentazione sana e impara come combinare la corretta nutrizione con l'allenamento con le kettlebell per massimizzare i tuoi risultati.

- Il potere della mentalità nel raggiungimento dei tuoi obiettivi: Perdere peso non riguarda solo l'aspetto fisico, ma anche la tua mentalità. Scopri come sviluppare una mentalità vincente, superare gli ostacoli e mantenere la motivazione a lungo termine. Impara a visualizzare il tuo successo e a superare le sfide mentali che possono ostacolare il tuo percorso verso la perdita di peso.

Questi sono solo alcuni dei segreti che l'industria della perdita di peso non vuole che tu scopra. Prendi il controllo della tua vita, educati e adotta approcci realistici e sostenibili per raggiungere i tuoi obiettivi di perdita di peso. Con il giusto allenamento, la giusta alimentazione e la mentalità giusta, puoi finalmente ottenere i risultati desiderati e mantenere una vita sana e in forma a lungo termine.

Capitolo 2: Cosa devo fare ora?

Per garantire il successo di qualsiasi dieta, è fondamentale impegnarsi a seguirla con determinazione. Solo attraverso la giusta mentalità è possibile raggiungere i propri obiettivi. Per prepararsi adeguatamente, è necessario valutare la fase in cui ci si trova prima di progredire alla successiva nel percorso dietetico. Potrebbe non sembrare ovvio, ma c'è un processo da seguire.

La prima fase è la pre-contemplazione. In questa fase, potresti non percepire il tuo sovrappeso o non sentire la motivazione per apportare cambiamenti personali. Solo una forte pressione esterna potrebbe spingerti a cercare aiuto. Tuttavia, potresti facilmente demoralizzarti vedendo la situazione come irrimediabile.

La seconda fase è la contemplazione. Qui riconosci il problema del sovrappeso e cominci a pensare a una soluzione. Tuttavia, potresti non essere ancora disposto ad adottare tale soluzione. Rimarresti solo a riflettere su quali azioni intraprendere per apportare un cambiamento, senza essere veramente pronto ad agire. Potresti procrastinare l'attuazione della soluzione stessa.

La terza fase è la preparazione. Finalmente decidi di agire per affrontare il problema del sovrappeso. Passi dalla riflessione alla concretizzazione della soluzione. Inizi a progettare il futuro in cui sarai più snello e in salute. Tuttavia, in questa fase, potresti non essere ancora completamente impegnato. Potrebbero sorgere ancora dei dubbi riguardo alla soluzione proposta, poiché richiede un cambiamento significativo dello stile di vita.

La quarta fase è l'azione. Inizi a mettere in pratica le azioni per perdere peso. Selezioni attentamente gli alimenti che consumi e inizi a dedicarti a qualche forma di esercizio fisico ogni giorno. Questo è il primo passo concreto verso il raggiungimento del tuo obiettivo desiderato.

Durante il percorso di perdita di peso, è sempre importante stabilire obiettivi chiari. Senza obiettivi ben definiti, è molto probabile che l'intero piano dietetico non si sviluppi come immaginato.

"Se non pianifichi, pianifichi di fallire"

Per valutare adeguatamente la tua situazione attuale, è importante elencare le tue abitudini alimentari, le preferenze alimentari e tutto ciò che potrebbe influire sulla tua perdita di peso. Includi anche le tue routine di allenamento e altre informazioni rilevanti. Questi sono alcuni punti che potresti considerare:

- Descrivi le tue abitudini alimentari attuali, come il tipo di cibo che consumi abitualmente e le dimensioni delle porzioni.
- Menziona le preferenze alimentari o le restrizioni dietetiche che potrebbero influire sulla tua scelta di cibi.
- Indica la frequenza e l'intensità del tuo allenamento attuale, inclusi gli esercizi che pratichi e la durata delle sessioni.

Ora, concentriamoci sul motivo principale per cui desideri perdere peso. Questo può essere legato a un evento imminente, all'arrivo dell'estate o persino a una persona speciale. Cerca di individuare il motivo più grande che ti spinge a perdere peso, come ad esempio:

- La tua motivazione principale potrebbe essere raggiungere un peso sano per migliorare la tua salute generale e prevenire malattie.
- Potresti desiderare un corpo più tonico e attraente per aumentare la tua autostima e l'ammirazione di te stesso/a e degli altri.
- Forse vuoi migliorare la tua energia e vitalità quotidiana per affrontare le sfide della vita con più facilità e entusiasmo.

Oltre a questi motivi, ci sono molti altri benefici che puoi ottenere dalla perdita di peso. Elenca tutti i benefici che ti vengono in mente, ad esempio:

- Miglioramento della salute cardiovascolare e riduzione del rischio di malattie cardiache.
- Aumento dell'autostima e dell'immagine corporea positiva.
- Maggiore resistenza e migliore performance atletica.
- Riduzione dello stress e miglioramento dell'umore generale.
- Miglioramento del riposo e della qualità del sonno.

Ora è il momento di fissare il tuo obiettivo di perdita di peso in modo specifico e realistico. Piuttosto che stabilire un obiettivo irrealistico, come perdere più di 10 chili in soli 2 settimane, è importante essere realistici nelle tue aspettative. Pertanto, formuliamo l'obiettivo in modo appropriato:

- Obiettivo: Voglio perdere XX chili di peso in modo sano e sostenibile entro un periodo di tempo ragionevole, come ad esempio XX mesi.(Assicurati di inserire un obiettivo realistico che tenga conto del tuo stato di salute e delle tue circostanze individuali.)

Una volta che hai definito l'obiettivo, scrivilo in grassetto e fallo affondare nella tua mente. Puoi stampare il foglio con tutte queste informazioni e metterlo in un posto visibile, in modo che tu possa vederlo ogni giorno. Questo costante promemoria ti aiuterà a rimanere focalizzato/a sul PERCHÉ stai cercando di raggiungere questo obiettivo e sui benefici che otterrai una volta raggiunto.

Sii persistente perché non sarà facile uscire dalla tua zona di comfort

Se ti accorgi di inventare scuse invece di iniziare una dieta efficace, dovresti riflettere sul motivo per cui non sei veramente motivato a perdere peso. Devi essere in grado di uscire dalla tua zona di comfort e seguire il celebre slogan di Nike: "Just Do It" ("Fallo e basta!").

Un passaggio fondamentale è la fase di mantenimento. Devi conservare lo slancio che hai ottenuto durante la fase di azione. Se in qualsiasi momento perdi l'impegno o il supporto, rischi di tornare alle fasi precedenti.

Pertanto, la fase finale è la più importante della tua dieta, poiché richiede un impegno a lungo termine. Ci sono diversi metodi che puoi utilizzare per rimanere impegnato.

Innanzitutto, fai un elenco dei motivi per cui hai iniziato questo percorso. Osserva l'elenco ogni giorno per ricordarti dei tuoi obiettivi. Elimina i pensieri negativi dalla tua mente. Evita parole come "mai" o "privazione" nel tuo vocabolario. Invece di dire "non mangerò mai dolci", puoi limitarti a consumarli "occasionalmente e con moderazione".

Allo stesso modo, puoi sostituire la parola "privazione" con "scelta", poiché scegli di evitare le torte al cioccolato.

Visualizza nella tua mente il tuo futuro sé snello che fa tutte le cose che hai sempre desiderato fare. Questa visualizzazione rafforzerà la tua motivazione a seguire questo piano e ti darà la determinazione per raggiungere il successo. Pratica questa visualizzazione ogni giorno, appena ti svegli e in qualsiasi momento della giornata senti che la tua determinazione sta vacillando.

A chi rivolgersi quando si vuole perdere peso?

Ora che hai deciso di voler perdere peso, è importante coinvolgere altre persone nel tuo percorso di perdita di peso. Queste persone possono fornirti aiuto in diversi aspetti, come la scelta del programma dietetico, l'identificazione degli obiettivi e il sostegno lungo il percorso.

Un nutrizionista: Un nutrizionista è una figura con una vasta conoscenza che può aiutarti a comprendere il tuo corpo e a creare un piano alimentare personalizzato che soddisfi le tue esigenze specifiche. Ricorda che, nella maggior parte degli stati e dei paesi, è richiesta una licenza medica per praticare come nutrizionista.

Un'alternativa più economica al nutrizionista è un pianificatore dei pasti. Il pianificatore dei pasti è un sistema innovativo in attesa di brevetto che ti assiste come un nutrizionista o un dietologo personale, aiutandoti a creare diete completamente equilibrate utilizzando i cibi che preferisci.

Un personal trainer: La maggior parte delle persone non ha mai imparato a esercitarsi correttamente. È importante, soprattutto se non hai mai lavorato con pesi, acquisire le conoscenze necessarie. Non è consigliabile impegnarsi in contratti a lungo termine con un personal trainer senza prima assicurarti che abbiano compreso i tuoi obiettivi e che siano in grado di aiutarti a raggiungerli.

Amici e famiglia: Spesso si ha l'imbarazzo di parlare della propria dieta con gli altri. Tuttavia, puoi adottare una strategia che ti consenta di farlo in modo più facile. Durante occasioni speciali come feste o vacanze, se qualcuno te lo chiede, puoi semplicemente dire che stai cercando di mangiare in modo più sano senza entrare nei dettagli delle diete precedenti. Questo approccio psicologico può funzionare per motivarti e superare eventuali preoccupazioni o giudizi.

È normale fallire: È inevitabile che a un certo punto del percorso di perdita di peso si verifichino delle cadute. La chiave è non arrendersi quando le cose si fanno difficili, ma perseverare e imparare dalla situazione.

"Quando il gioco si fa duro, i duri cominciano a giocare."

Accetta i fallimenti come parte integrante del processo e sviluppa una mentalità resiliente per affrontarli. Se commetti degli errori nella tua dieta o perdi una sessione di allenamento, non farti prendere dallo stress. Concentrati invece sui tuoi progressi positivi e non sulle piccole cadute. Ricorda che il tuo obiettivo è vivere uno stile di vita sano, e i giorni buoni supereranno presto i giorni difficili. Tratta gli errori come opportunità di apprendimento e vai avanti. Non lasciare che un giorno negativo si trasformi in una settimana o un mese di sconfitte.

Un sistema di supporto: Aggiungere una certa responsabilità al tuo percorso di perdita di peso può essere estremamente utile. Trovare un amico con cui condividere il tuo obiettivo di perdere peso può essere un grande motivatore. Ti sentirai più responsabile nel raggiungere i tuoi obiettivi quando li condividi con qualcuno che può comprendere le sfide che stai affrontando. Potrete celebrare insieme i progressi e darvi sostegno reciproco nei momenti difficili.

Se fai regolarmente esercizio fisico, avere un amico come compagno di allenamento può essere molto prezioso. Possono trasformare una passeggiata noiosa o una sessione di jogging in un'esperienza divertente e gratificante. Anche sollevare pesi può essere più motivante e gratificante se condiviso con un amico, poiché potete incoraggiarvi a vicenda e fornirvi supporto pratico durante gli esercizi.

Se non riesci a trovare un compagno di perdita di peso nel tuo gruppo di amici, non preoccuparti. Puoi cercare supporto online, partecipando a forum o blog dedicati alla perdita di peso.

In sostanza, lavorare con un amico o un sistema di supporto può offrire motivazione, sostegno e responsabilità, tutti elementi fondamentali per il successo nella perdita di peso. Quindi, cerca subito il tuo compagno di perdita di peso!

Mantenere un programma giornaliero è essenziale per il successo nel raggiungimento dei tuoi obiettivi di perdita di peso. Trova un orario che funzioni meglio per te, che sia la mattina presto, il pomeriggio o la sera. L'importante è creare una routine che sia fattibile e che ti consenta di dedicare del tempo regolare all'esercizio fisico.

Mantenere un registro delle tue attività può essere molto utile. Puoi annotare i tuoi allenamenti, i pasti e eventuali scostamenti dalla tua pianificazione. Se perdi un allenamento programmato o hai uno spuntino extra, prendi nota di ciò e impegnati a fare meglio la prossima volta. Registrare tutto su un diario o su uno smartphone ti aiuterà a mantenere il controllo e a rimanere responsabile.

Conoscere in anticipo cosa devi fare ogni giorno, sia in termini di allenamenti che di pasti, ti aiuterà a organizzare la tua giornata attorno a questi obiettivi. In questo modo, potrai programmare le altre attività in base ai tuoi orari di allenamento e assicurarti di non saltare gli allenamenti.

La coerenza nel mantenere un programma giornaliero ti aiuterà a ottenere risultati migliori nel lungo termine. Se salti frequentemente gli allenamenti o segui la tua dieta in modo disordinato, potresti riscontrare difficoltà nel perdere peso costantemente.

Ricorda, l'importante è agire, indipendentemente dall'ora in cui decidi di allenarti. Non importa se preferisci alzarti presto la mattina come me o se hai altre preferenze di orario. L'importante è fare quello che funziona per te e impegnarti a seguire il tuo programma con costanza.

In conclusione, coinvolgere altre persone nel tuo percorso di perdita di peso può fornire preziose risorse e sostegno. Collaborare con un dietista o un nutrizionista può aiutarti a creare un piano alimentare personalizzato. Un personal trainer può insegnarti le corrette tecniche di esercizio fisico e aiutarti a raggiungere i tuoi obiettivi. Coinvolgere amici e familiari può fornirti supporto emotivo e motivazionale. Inoltre, mantenere un programma giornaliero e registrare le tue attività ti aiuterà a rimanere responsabile e a raggiungere risultati duraturi. Ricorda che la perdita di peso richiede impegno e perseveranza, ma con il giusto supporto e la giusta mentalità, puoi raggiungere i tuoi obiettivi.

Capitolo 3: Nutrizione sana e suoi benefici

Avrai sicuramente sentito molte persone affermare che un'alimentazione sana è fondamentale per un corpo in salute, ma è importante capire il vero significato di un'alimentazione salutare e perché riveste un ruolo così cruciale. Definiamo il concetto di nutrizione.

"La nutrizione è il processo attraverso il quale forniamo al nostro corpo tutti gli elementi essenziali e necessari per una crescita corretta ed equilibrata."

Questa è la definizione più semplice di nutrizione, che sottolinea l'importanza di consumare cibi adeguati e ricchi di nutrienti di base. Un'alimentazione sana può rendere il nostro corpo forte e sano, inoltre contribuisce alla crescita e alla riparazione delle cellule. Al contrario, un piano alimentare poco salutare può indebolire il nostro organismo e renderci più suscettibili alle malattie.

Calorie in ingresso - Calorie in uscita

Coloro che desiderano perdere peso avranno probabilmente sperimentato diverse diete, integratori o programmi. Esistono centinaia di metodi di perdita di peso disponibili sul mercato, ognuno dei quali promette risultati strabilianti.

Ecco la cruda verità: non esistono pillole magiche, diete o strumenti per l'esercizio fisico che facciano sparire il peso istantaneamente. L'obiettivo è mangiare in modo sano, mantenere uno stile di vita attivo e bruciare più calorie di quelle che si assumono.

Ecco da dove deriva l'espressione "calorie in ingresso - calorie in uscita". È importante assicurarsi di bruciare più calorie (uscita) di quelle che si consumano (ingresso).

È ovvio che questa è una visione semplificata e una corretta alimentazione implica considerare molti altri fattori, che esamineremo in capitoli successivi. Per ora, concentriamoci sulla creazione di un deficit calorico.

Per tenere traccia del tuo apporto calorico, è necessario disporre di alcune informazioni di base. Innanzitutto, devi comprendere quante calorie bruci naturalmente ogni giorno. Questo valore dipende da fattori come l'età e il peso.

Calcolo del fabbisogno calorico giornaliero

Calcolo del Tasso Metabolico Basale (BMR) per gli uomini: BMR = 66,5 + (13,75 x peso in kg) + (5,003 x altezza in cm) - (6,755 x età in anni)

Calcolo del Tasso Metabolico Basale (BMR) per le donne: BMR = 655,1 + (9,563 x peso in kg) + (1,850 x altezza in cm) - (4,676 x età in anni)

Queste formule ti forniranno il numero di calorie di base che bruci quotidianamente, senza considerare l'attività fisica. Questo rappresenta il tuo metabolismo basale.

Una volta ottenuto questo numero, devi iniziare a tenere traccia delle calorie bruciate e di quelle consumate. Questo può risultare complicato perché ci sono molte informazioni da monitorare.

Non si tratta di morire di fame o di esercitarsi fino allo sfinimento. Si tratta di essere consapevoli di ciò che introduciamo nel nostro corpo e dell'attività fisica che svolgiamo. La perdita di peso può essere una sfida, ma se si riesce a gestire l'equilibrio tra le calorie consumate e quelle bruciate, si può ottenere il successo desiderato.

Mangiare in modo sano e pulito

Abbiamo parlato di calorie in ingresso e in uscita, che rappresentano la linea guida di base per la perdita di peso. Tuttavia, è importante assicurarsi che le calorie consumate provengano da fonti nutrienti. Consumare due hot dog al giorno non rappresenta probabilmente la scelta migliore per mantenere un apporto calorico limitato.

"Mangiare in modo pulito" è un'espressione informale che significa generalmente:
"Mangiare cibi integrali e sani, evitando cibi trasformati e zuccheri raffinati."

Si tratta di un obiettivo generale da perseguire, anche se non è sempre possibile aderire completamente a una dieta "pulita". Tuttavia, se la maggior parte delle calorie proviene da fonti pulite, si compie un grande passo avanti.

Quando si mangia in modo pulito, si evitano i cibi trasformati, eliminando automaticamente fast food e cibo spazzatura dalla propria dieta. Se si consumano alimenti trasformati, non preoccuparsi, l'idea è di scegliere le opzioni più salutari possibili.

Ecco alcuni consigli generali per un'alimentazione pulita:

Imparare a leggere le etichette: leggere le informazioni nutrizionali e gli ingredienti di tutto ciò che si acquista.

Scegliere cereali integrali quando possibile. Attenzione: "grano intero" non è sempre sinonimo di "grano intero al 100%".

Consumare abbondanti porzioni di frutta e verdura, che sono ottime fonti di calorie nutrienti.

Preparare più pasti in casa, riducendo il consumo di cibi da asporto o pronti al consumo. Anche se questi pasti possono sembrare "salutari", potrebbero contenere elevate quantità di sodio.

Preferire carni magre durante la cottura. Mangiare carne è accettabile e le proteine aiutano a costruire muscoli e a sentirsi sazi. Pollo e pesce sono ottime scelte di carne.

Evitare carni lavorate come mortadella o hot dog.

Sostituire gli snack poco salutari con noci non salate o leggermente salate.

Non preoccuparsi di qualche eccezione occasionale alla regola.

Mangiare in modo pulito quando si è fuori casa può essere difficile, ma molti ristoranti offrono opzioni salutari nel menu. L'insalata può essere una buona scelta, ma se si ha molta fame, potrebbe essere necessario aggiungere un po' di proteine. Inizia quanto prima!

Mangiare in modo pulito rappresenta un ottimo modo per perdere peso e mantenere una buona salute. Non è sempre una transizione facile e non si deve cercare di apportare cambiamenti radicali in una sola notte. Se ci si impegna a perdere peso e a migliorare la salute, si dovrebbe considerare l'opportunità di pulire la propria dieta.

L'acqua è la tua migliore alleata

La ricerca ha suggerito che è necessario bere almeno 8 bicchieri d'acqua al giorno, anche se la quantità effettivamente necessaria può variare in base al peso corporeo. In generale, si può dividere il proprio peso a metà per ottenere la quantità di acqua necessaria. Ad esempio, un uomo con un peso di 180 libbre avrebbe bisogno di 90 once di acqua al giorno.

Ma perché gli esperti raccomandano di bere molta acqua e la considerano essenziale per una vita sana?

Innanzitutto, l'acqua aiuta a prevenire la disidratazione e favorisce il corretto funzionamento dei reni, contribuendo all'eliminazione dei prodotti di scarto dal corpo. Inoltre, l'acqua aiuta ad aumentare il metabolismo, contribuendo così alla perdita di peso.

Tuttavia, oltre ad ascoltare i consigli degli esperti, è importante dare priorità all'ascolto del proprio corpo. Quando si ha sete, è naturale bere acqua per idratarsi. A seconda del tipo di lavoro svolto, è consigliabile sviluppare l'abitudine di bere acqua regolarmente, e ancora meglio, tenere sempre a portata di mano una bottiglia d'acqua, specialmente durante le giornate molto calde, quando il corpo suda e ha bisogno di un'adeguata idratazione.

Ecco perché l'acqua riveste un ruolo così importante nella nostra vita. Non solo è priva di calorie, ma è anche la migliore fonte di idratazione e la più salutare. Si potrebbe prendere in considerazione l'aggiunta di acqua a tutti i pasti nel tempo, eliminando gradualmente le bevande zuccherate e le bibite, il che contribuirà a ridurre l'apporto calorico e a sentirsi meglio senza gli zuccheri aggiunti presenti in altre bevande.

Capitolo 4: L'importanza dell'esercizio

In questo capitolo ti svelerò il metodo più efficace per sciogliere il grasso come burro su una pentola bollente.

Esercizio:

Prima di tutto, il corpo umano è progettato per muoversi, punto. Oltre ai chiari vantaggi di mantenere un peso corporeo sano, l'esercizio offre numerosi altri benefici:

Combattere le malattie

- Migliorare l'umore
- Aumentare l'energia
- Favorire un sonno di qualità
- Migliorare la vita sessuale

"Un recente sondaggio ha rivelato che sette adulti su dieci non si allenano regolarmente e quasi quattro su dieci non sono fisicamente attivi. L'assenza di attività fisica comporta un rischio più elevato di ictus, diabete e malattie cardiache, causando la morte di circa 300.000 persone."

Prima di iniziare un programma di allenamento, è importante consultare un medico, soprattutto se si è stati sedentari per lungo tempo e non ci si è allenati.

Quando si tratta di perdita di grasso, ci sono molte opinioni contrastanti. Molte persone iniziano con la corsa come parte della loro routine di allenamento, poiché aumenta la frequenza cardiaca ed è un esercizio aerobico.

Si crede comunemente che l'allenamento aerobico sia il più efficace per bruciare i grassi, ma la realtà potrebbe sorprenderti: la corsa non è così efficace per la perdita di grasso. Una volta che il tuo corpo si abitua all'esercizio, il progresso tende a rallentare (Peele, 2010).

Al contrario, ho scoperto un metodo che richiede costantemente sforzi maggiori ad ogni allenamento, garantendo che non ti stanchi mai. Inoltre, è fino al 3.000% più efficiente nel bruciare i grassi rispetto alla corsa mattutina!

Perché l'HIIT è migliore della corsa?

Si tratta dell'HIIT, acronimo di High-Intensity Interval Training (allenamento ad intervalli ad alta intensità), un approccio innovativo. Non solo riduce la durata delle sessioni di allenamento, ma brucia fino a 9 volte più grassi rispetto alla corsa (Cossaboon). E ciò significa che è 36 volte più efficace in totale, richiedendo solo un quarto del tempo.

Innanzitutto, l'intensità durante la sessione stessa porta ad una maggiore quantità di calorie bruciate. Anche se una percentuale minore di queste calorie proviene esclusivamente dai grassi, il totale complessivo è maggiore, portando ad un beneficio complessivo.

Ma la parte più sorprendente dell'HIIT è ciò che accade dopo l'allenamento: il tuo metabolismo rimane elevato fino a 24 ore successivamente. Ciò significa che potresti continuare a bruciare grassi mentre sei seduto sul divano alle 23:00!

Essendo una persona che cerca di ottenere il massimo ritorno dall'investimento, ho scoperto che l'HIIT è la soluzione perfetta per me. Inoltre, non è necessario allenarsi ogni giorno: basta 3 sessioni settimanali per iniziare a vedere risultati concreti.

Come funziona l'HIIT?

L'HIIT utilizza un approccio a due livelli per ottenere risultati rapidi. Invece di mantenere un livello costante durante l'intera sessione, si alternano due intensità diverse.

Il primo livello è moderato e un esempio può essere una corsa a passo sostenuto. Il secondo livello è ad alta intensità e può essere uno sprint alla massima velocità.

Si può cominciare allenandosi alla velocità più bassa per 2-2,5 minuti, quindi passare ad una breve sessione di massima intensità per 10-30 secondi. Poi si torna al livello moderato e si ripete questo schema per 15-20 minuti.

Alla fine, il tuo metabolismo lavorerà a pieno regime e potrà rimanere così per ore o addirittura per un'intera giornata. Questo significa che stai bruciando grassi durante l'allenamento e anche durante il periodo di recupero che segue. I risultati arriveranno rapidamente e inizierai a sciogliere il grasso dal tuo corpo.

Mantieni la frequenza cardiaca nella "zona"

Tuttavia, non potrai beneficiare di questi incredibili vantaggi se non mantieni la frequenza cardiaca a un livello sufficientemente alto.

Quale dovrebbe essere la tua frequenza cardiaca obiettivo per massimizzare l'efficienza dell'HIIT? Durante i brevi momenti in cui ti stai spingendo al massimo, la tua frequenza cardiaca dovrebbe avvicinarsi al limite di sicurezza.

Come puoi determinare queste informazioni? Prima di tutto, calcola la tua frequenza cardiaca massima sottraendo la tua età da 220. Quindi, mira all'85% di questo numero quando ti trovi nella parte ad alta intensità della sessione HIIT (Baker, 2011).

Dovrai lavorare più duramente di quanto immagini per raggiungere il numero di battiti al minuto necessario per ottenere il massimo effetto. Se riesci ancora a parlare durante l'attività o non fai fatica a riprendere il respiro dopo, non ti stai spingendo abbastanza forte! Sciogli il grasso!

Combina l'allenamento della forza con i kettlebell nella tua routine

Oltre all'HIIT, l'allenamento della forza con i kettlebell è un prezioso strumento. Molti uomini si recano subito in palestra a sollevare pesi, mentre le donne spesso evitano questa pratica. Potresti pensare che sollevare pesi ti renderà muscoloso e voluminoso, invece di ottenere l'aspetto snello che desideri.

Tuttavia, quando eseguito correttamente, l'allenamento con i kettlebell è estremamente efficace per la perdita di peso. Con il programma di allenamento che ho incluso, svilupperai muscoli magri e otterrai un aspetto atletico, mantenendo al contempo la tua flessibilità.

L'allenamento di resistenza è benefico anche per altre ragioni ed è stato dimostrato che previene l'osteoporosi (Rogers, 2012). Anche se camminare è sufficiente per ottenere benefici per la parte inferiore del corpo, è necessario sollevare pesi per ottenere gli stessi effetti di costruzione ossea per la parte superiore del corpo.

Inoltre, gli allenamenti di resistenza possono accelerare il metabolismo per diverse ore dopo l'allenamento, contribuendo ulteriormente alla perdita di peso. Pertanto, nonostante tutte queste caratteristiche positive, le donne dovrebbero sfruttare appieno l'allenamento con i pesi e anche il potente kettlebell.

Nel presente capitolo, esaminerò i metodi più efficaci per bruciare il grasso in modo simile al burro su un fornello caldo. Il corpo umano è progettato per essere in movimento e l'esercizio fisico offre numerosi vantaggi, tra cui il combattere le malattie, migliorare l'umore, aumentare l'energia e favorire un sonno migliore. Tuttavia, molti adulti non si allenano regolarmente, mettendo a rischio la propria salute.

Molte persone iniziano il loro percorso di perdita di grasso con la corsa, ma questa potrebbe non essere l'opzione più efficace. L'High Intensity Interval Training (HIIT) si è rivelato fino al 3.000% più efficiente nel bruciare i grassi rispetto alla corsa mattutina. L'HIIT combina intensità moderata con raffiche ad alta intensità, stimolando il metabolismo a bruciare grassi non solo durante l'allenamento, ma anche per diverse ore dopo.

Per ottenere i massimi benefici dall'HIIT, è necessario mantenere la frequenza cardiaca ad un livello elevato durante le fasi ad alta intensità. Calcolare la frequenza cardiaca massima e puntare all'85% di questo numero durante l'HIIT ottimizza l'efficienza del programma.

L'allenamento della forza con i kettlebell è un'ottima aggiunta alla routine di perdita di peso. Contrariamente ai pregiudizi, l'allenamento con i kettlebell può costruire muscoli magri e atletici, migliorare la flessibilità e prevenire l'osteoporosi. L'allenamento di resistenza accelera anche il metabolismo, contribuendo alla perdita di peso.

In conclusione, l'HIIT combinato con l'allenamento della forza con i kettlebell offre un metodo potente per sciogliere il grasso e ottenere risultati duraturi nella perdita di peso.

Consultare un medico prima di iniziare un nuovo programma di allenamento è sempre consigliato, soprattutto se si è stati sedentari per lungo tempo.

Perché allenarsi con un kettlebell?

La prima volta che ho visto qualcuno allenarsi con un kettlebell, non l'ho davvero capito. Ma poi, sono stato invitato a partecipare a un allenamento e ho realizzato quanto efficaci possono essere queste piccole gemme per rimettersi in forma.

Il kettlebell è originario della Russia ed è stato accettato a braccia aperte dalla comunità del fitness, a meno che tu non abbia vissuto in una grotta in Afghanistan.

Parliamo dei numerosi vantaggi dell'allenamento con il kettlebell:

- Aumenta la tua forza muscolare.
- Migliora la resistenza muscolare.
- Brucia i grassi.
- Favorisce la perdita di peso.
- Costruisce muscoli magri.
- Promuove la durezza mentale.
- Sviluppa un nucleo forte e addominali sexy.
- Non richiede un abbonamento in palestra.
- Puoi allenarti sia all'aperto che al chiuso.
- I kettlebell ti preparano per affrontare la vita.

Molti di noi si sono allenati in modo specifico per un evento particolare. Fino a poco tempo fa, i militari si allenavano principalmente per eseguire push-up, sit-up e correre 2 miglia. Ciò ha creato un gruppo di uomini e donne che potevano avere una buona resistenza muscolare, ma che collassavano se veniva loro chiesto di sollevare qualsiasi quantità di peso.

Nel 2013, la preparazione fisica generale (GPP) è finalmente arrivata non solo nell'esercito, ma anche nel mainstream. In breve, GPP ti aiuta a diventare condizionato per affrontare qualsiasi tipo di lavoro.

Gli esercizi e gli allenamenti con i pesi richiedono alcune abilità di base per essere eseguiti correttamente, e la GPP ti aiuterà a svilupparle. Ecco perché il kettlebell è uno strumento così potente da includere nel tuo programma di fitness.

Semplicemente praticando lo swing con il kettlebell, lo squat e il Turkish-get up, potrai raggiungere la migliore forma fisica della tua vita, diventando più forte, più snello e più in forma di quanto avresti mai pensato possibile.

Quando ci riflettiamo, il corpo umano è utile solo quanto il suo nucleo. Se hai un nucleo debole, sei debole. Quindi, abbandona quegli attrezzi per addominali, smetti di fare scricchiolii e inizia a lavorare con il kettlebell, in modo da essere pronto per tutto ciò che la vita ti offre.

Scegliere il kettlebell giusto è una decisione molto importante quando si intraprende un programma di allenamento con kettlebell. Gli uomini dovrebbero iniziare con un kettlebell da 35 chili, mentre le donne dovrebbero iniziare con un kettlebell da 18 chili. All'inizio, questi pesi ti metteranno sulla strada giusta e, quando gli allenamenti vengono eseguiti con l'intensità corretta, diventano molto impegnativi.

Gli unici kettlebell che dovresti considerare sono quelli approvati da Pavel. Dai un'occhiata qui:

La sicurezza viene prima di tutto. Ho parlato di questo in precedenza, ma è importante consultare il proprio medico prima di iniziare qualsiasi programma di fitness. Anche se il kettlebell è relativamente "leggero", se eseguito in modo improprio può causare lesioni. È anche importante fare un adeguato riscaldamento prima di ogni allenamento descritto in questo libro.

Vai piano all'inizio e impara le basi.

Per quanto riguarda le calzature, quando si utilizza un kettlebell, è importante che i piedi siano sempre piatti e a contatto con il pavimento. Non dovresti indossare scarpe da corsa con il tallone alzato. Questo può farti stare male e potenzialmente causare lesioni. Puoi optare per scarpe minimaliste o, meglio ancora, allenarti a piedi nudi per risparmiare qualche soldo.

La pratica rende perfetti. Capisco che sei ansioso di iniziare ad allenarti e apprezzo il tuo desiderio di lavorare finalmente per ottenere il corpo che meriti. Tuttavia, per la prima settimana, ti chiedo di dedicare del tempo a rivedere i video di accompagnamento e a praticare lo swing con il kettlebell. Lo swing è il movimento più importante e, anche se non cerco la perfezione, è fondamentale mantenere la corretta forma durante l'esecuzione.

Nel prossimo capitolo troverai la mia raccomandazione per una routine di allenamento con il kettlebell. Saranno fornite illustrazioni e istruzioni complete per completare l'allenamento di ogni giorno.

Indipendentemente dal fatto che tu abbia o meno esperienza con i kettlebell, assicurati di selezionare un peso che puoi muovere in sicurezza, senza rischi di infortuni. I kettlebell sono uno strumento molto efficace per rimettersi in forma, ma devono essere trattati con rispetto. Questo allenamento funziona e dopo 8 settimane, se accompagnato da una dieta adeguata e riposo, otterrai risultati visibili. Assicurati di ottenere l'approvazione del tuo medico prima di iniziare qualsiasi programma di allenamento.

La routine di allenamento è progettata per essere svolta 4 giorni a settimana. Suggerisco di programmare le sessioni per lunedì/martedì con mercoledì come giorno di riposo, seguiti da giovedì/venerdì. Ovviamente, la vita può interferire. Cerca comunque di attenerti al piano nel miglior modo possibile.

Di seguito ti do lo schema per ogni allenamento seguito da istruzioni più dettagliate.

Tavola frontale

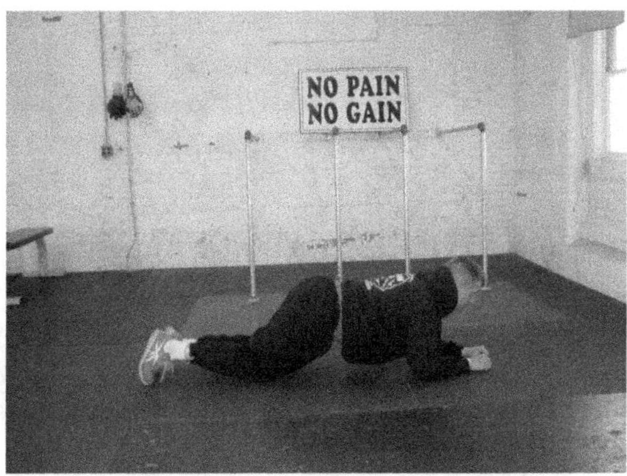

Posizione di partenza per il Front Plank

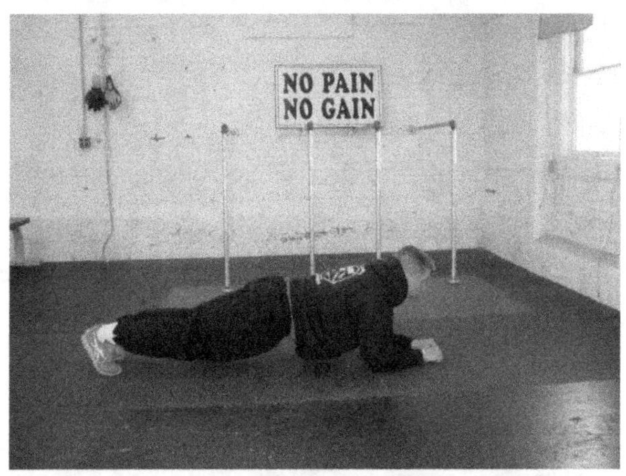

La posizione di partenza è su mani e ginocchia con la schiena piatta. Contrai i muscoli addominali. Senza ruotare il tronco o piegare o inarcare la colonna vertebrale, sollevati nella posizione di flessione con il peso sugli avambracci e sulle dita dei piedi. Tieni la testa alta guardando avanti. L'obiettivo è mantenere questa posizione per 60 secondi. Se non riesci a tenere premuto per 1 minuto, ripeti finché non è trascorso 1 minuto. Continua a respirare mentre esegui questo esercizio.

L'ELASTICIZZAZIONE DEI FLESSORI DELL'ANCA

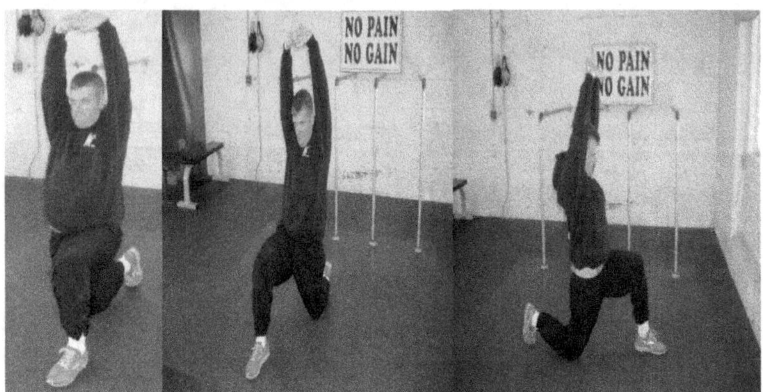

Movimento:

1. Inizia con il ginocchio sinistro a terra e la gamba destra sollevata con entrambe le braccia sopra la testa.
2. Tenere premuto per circa 10 secondi.
3. Passare all'altro lato e tenere premuto per 10 secondi.

Nota: Questo esercizio di riscaldamento promuove l'allungamento del core, dei flessori dell'anca, della schiena, dei quadricipiti, dei dorsali ed è solo un ottimo allungamento generale per sciogliersi. Questo è forse il miglior allungamento complessivo che puoi fare prima di qualsiasi evento fisico.

FLESSIONI

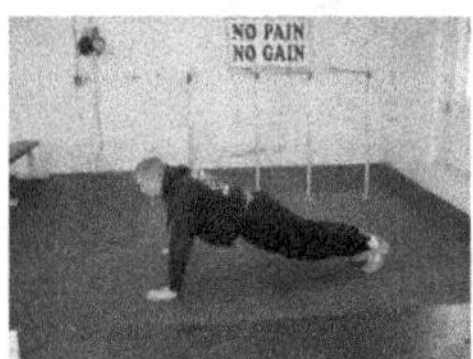
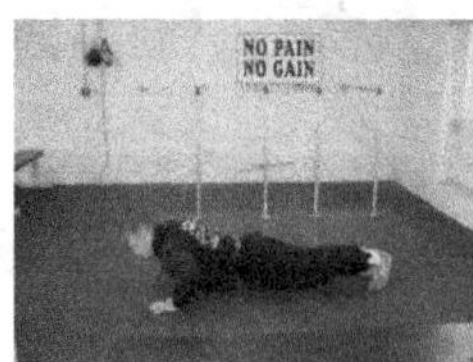
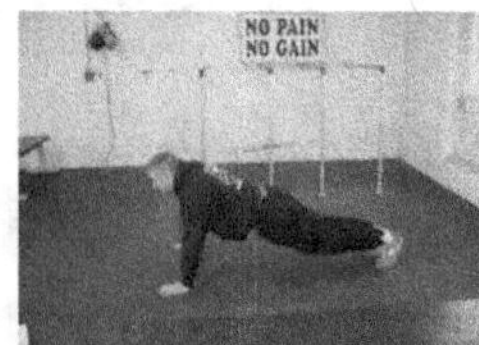
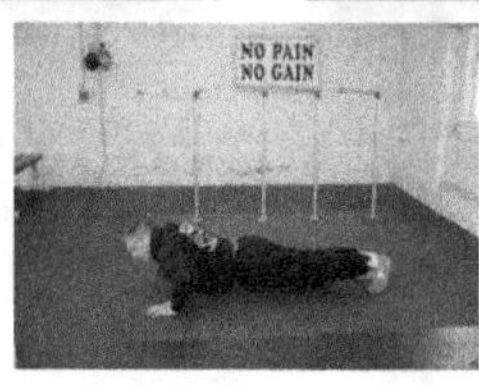
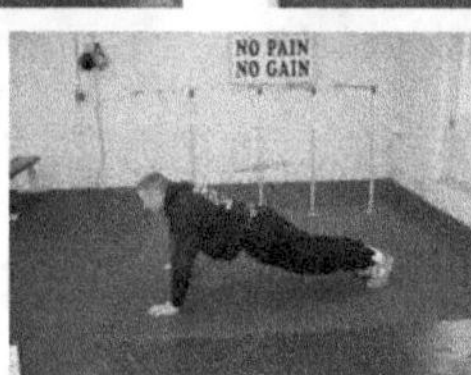

Mi rendo conto che la maggior parte delle persone pensa di sapere come eseguire un push-up.

Movimento:

Piega i gomiti, abbassando il corpo finché la parte superiore delle braccia non è parallela al suolo. Estendere completamente le braccia in modo che i gomiti siano "bloccati".

La chiave è estendersi completamente nella posizione sollevata con le braccia bloccate. In secondo luogo, assicurati che quando sei in posizione abbassata le tue braccia sono parallele al suolo. Non pensare velocemente qui, eseguili in modo lento e controllato per il pieno effetto di questo movimento.

Variazione: Se non sei in grado di eseguire un push-up come illustrato, assumi una posizione sulle ginocchia per eseguirli correttamente. Questa è una progressione naturale.

SWING DEL KETTLEBELL

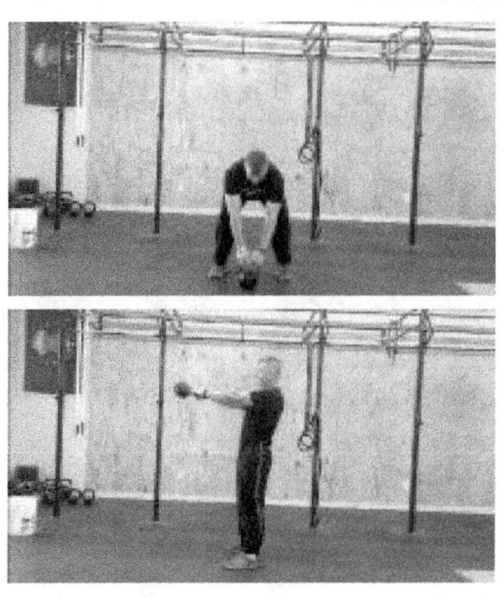
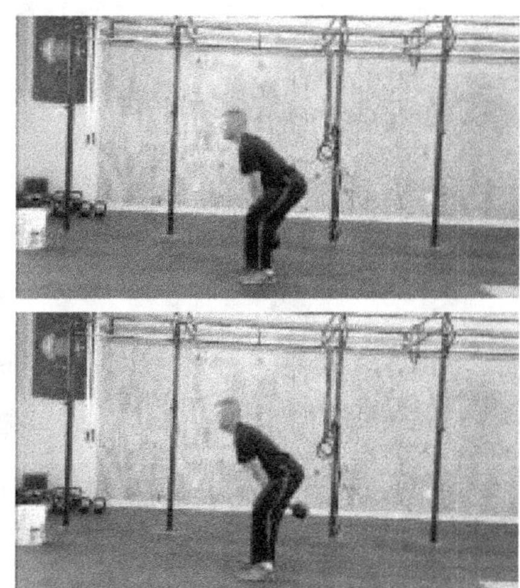

Movimento:

1. Accovacciati con la schiena dritta e solleva il peso.
2. Non confondere questo con un dorso verticale, mantienilo semplicemente dritto.
3. Non voltare le spalle.
4. Accovacciati e rimani eretto con le spalle indietro.
5. Pensa di sederti piuttosto che immergerti.

Assicurati che i fianchi siano estesi così come le ginocchia in alto con il corpo in linea retta. Per lo swing in stile russo qui illustrato, la campana non dovrebbe mai superare il parallelo. Assicurati di essere a piedi nudi o di indossare una scarpa minimalista in modo da avere i piedi piatti.

Precauzioni: lavora inizialmente con un peso leggero finché non riesci a eseguire correttamente il movimento.

ALLENAMENTO TURCO

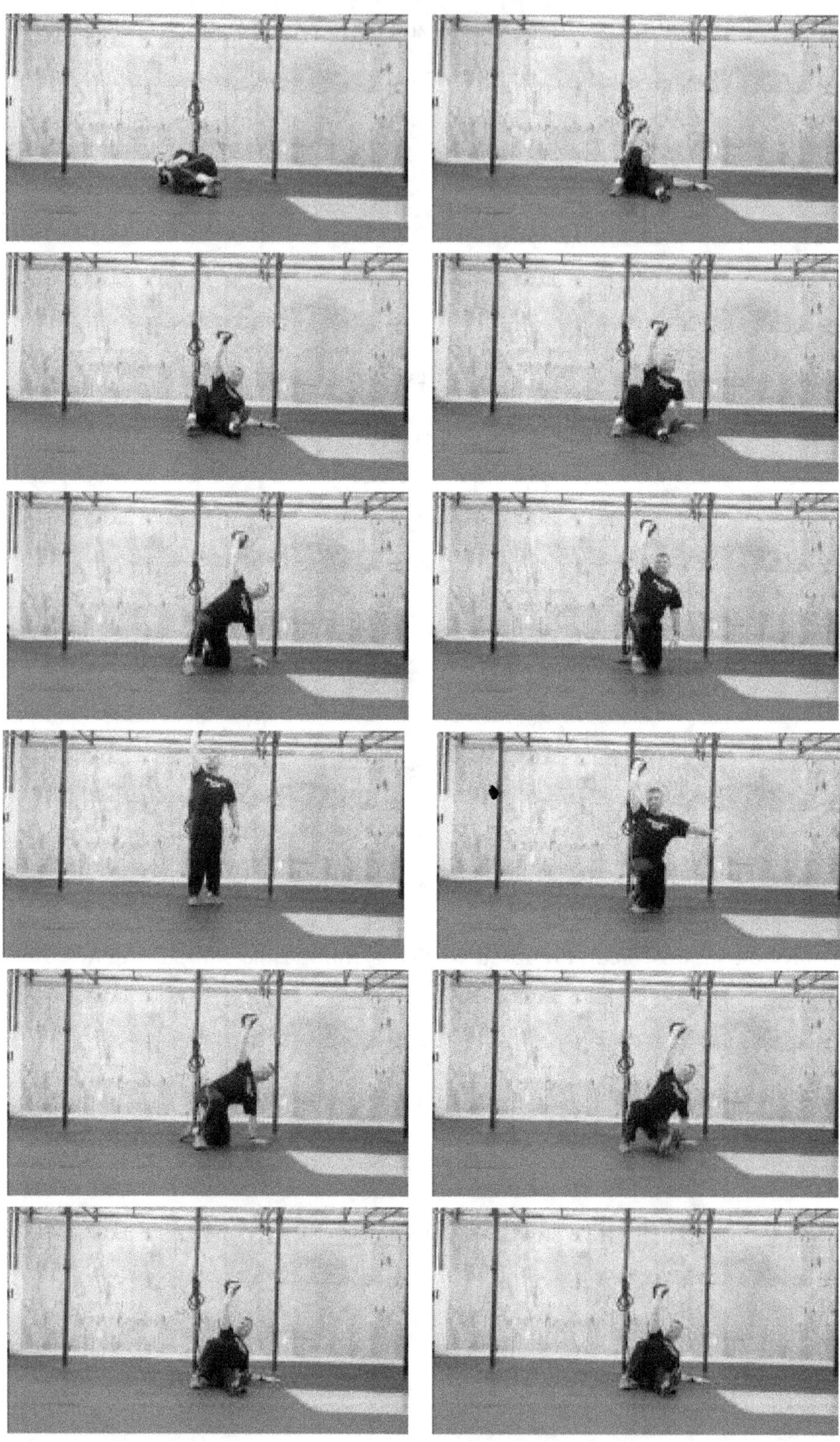

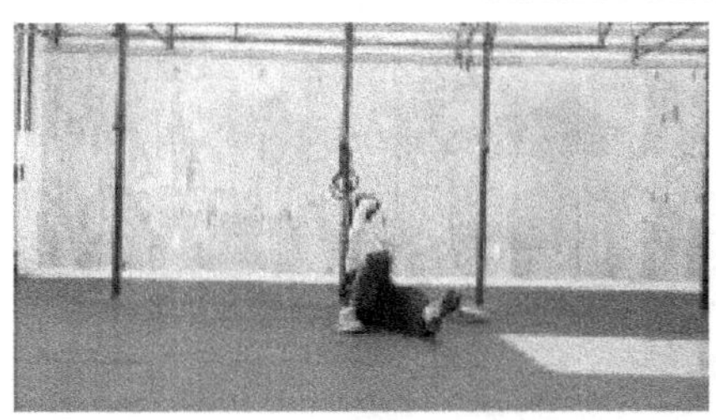 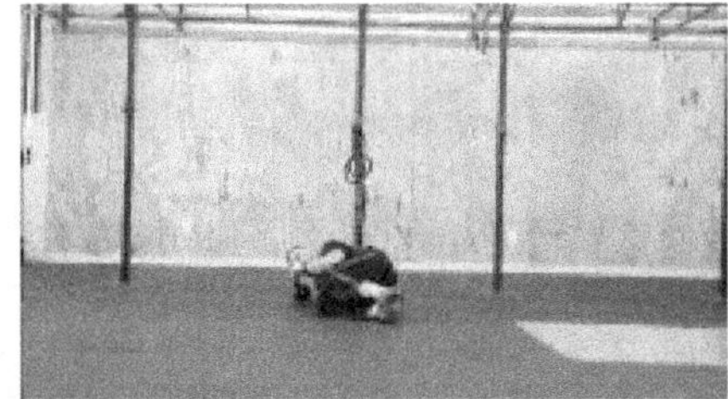

Movimento: Usa entrambe le mani mentre sei in posizione fetale per sollevare il kettlebell da terra all'inizio del movimento e al termine del movimento.

Successivamente si desidera impostare il piede e la mano. Si noti che il braccio sul lato del kettlebell è verticale con un polso dritto. Il ginocchio sul lato del kettlebell è piegato per prepararti ad alzarti eventualmente in piedi. Sia i dorsali che il tuo core sono impegnati e pronti per il lavoro. Il braccio opposto al kettlebell è posizionato a 45 gradi e la gamba opposta è dritta.

Bloccare il gomito e tenerlo bloccato per tutta la durata del movimento.

Mantieni sempre la spalla in una posizione "imballata" durante il movimento.

Alzati dolcemente e lentamente e concentrati su ogni posizione.

Questo non è un esercizio eseguito rapidamente.

Precauzione: Questo sembra ingannevolmente facile. Usa un peso molto leggero (5 chili) o anche una scarpa da ginnastica finché non raggiungi ogni posizione.

Stacco

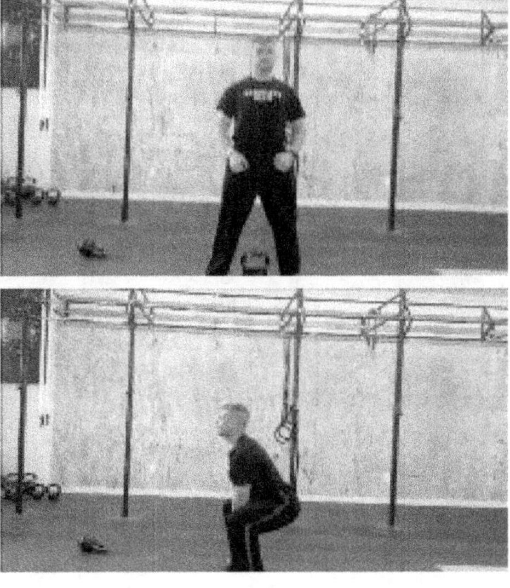

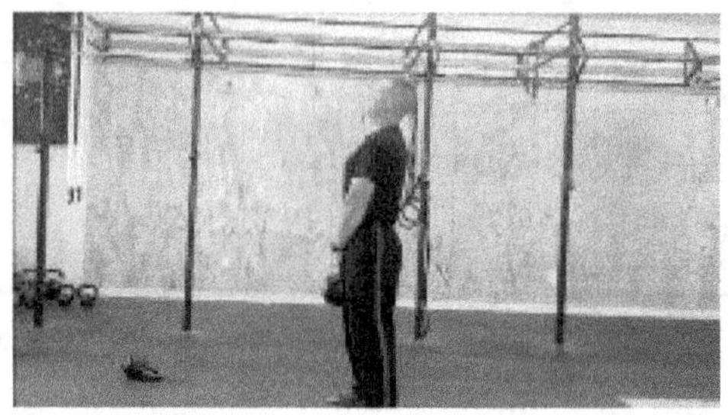

Movimento:

Mettiti a cavalcioni sulla campana con i piedi un po' più larghi della larghezza delle spalle. Accovacciarsi con le braccia tese verso il basso tra le gambe e afferrare la maniglia del campanello con entrambe le mani. Assicurati che le tue spalle siano sopra la campana e mantieni la schiena dritta. Tirare la campana dal pavimento estendendo i fianchi e le ginocchia assicurandosi che il petto sia sollevato. Abbassa il kettlebell mentre ti accovacci e mantieni la schiena tesa con una schiena verticale.

Precauzione: Assicurati di non arrotondare la schiena. Assicurati di poter eseguire correttamente un air squat senza peso prima di aggiungere qualsiasi peso.

STRAPPO

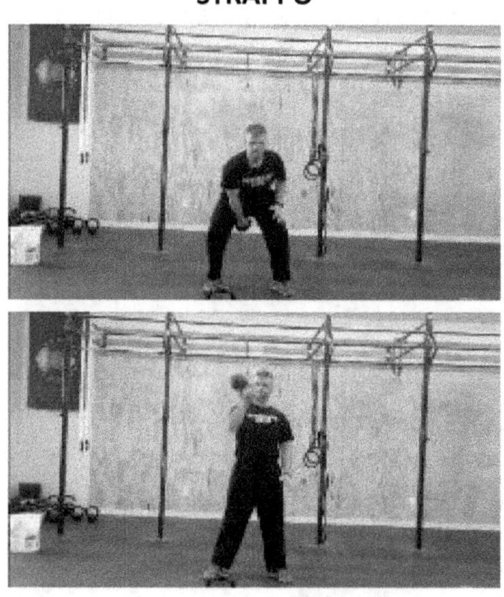

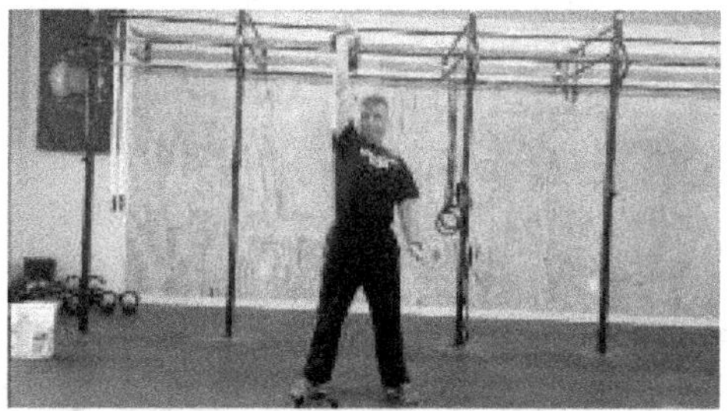

Rivoluziona il tuo corpo:
Bruciare i Grassi con le Kettlebell

Movimento:

1. Inizia con lo swing in stile russo.

2. Afferra il campanello dolcemente senza "sbattere" il campanello sul polso.

3. Puoi farlo "punzonando" nella parte superiore del movimento.

4. Quando blocchi in alto, il tuo braccio dovrebbe essere all'altezza della testa.

5. Abbassa la campana per completare uno swing e ripeti se necessario.

Precauzione: Tieni la schiena dritta, lavora con un peso che puoi controllare in sicurezza.

Imparare il rack:Mi è stato mostrato questo da un trainer circa 5 anni fa, quando ho iniziato a usare i kettlebell. Ti suggerisco di esercitarti così imparerai il movimento. Aiuterà con il Rack e il Clean.

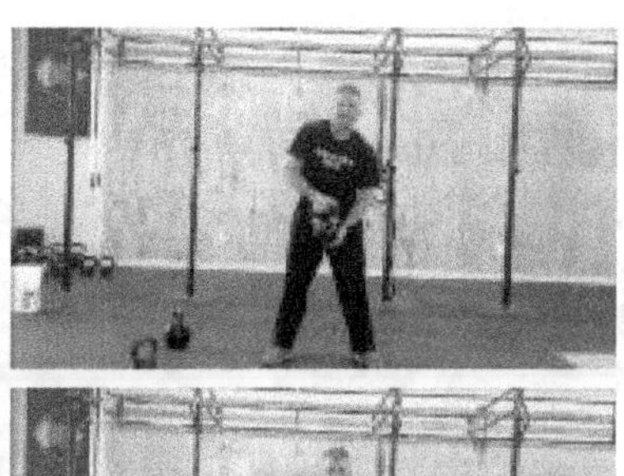
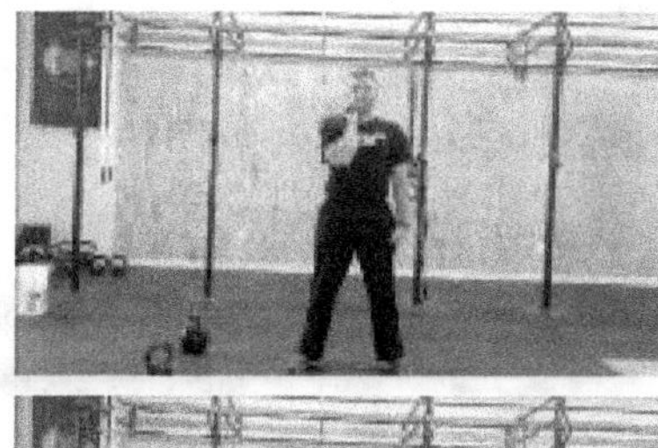
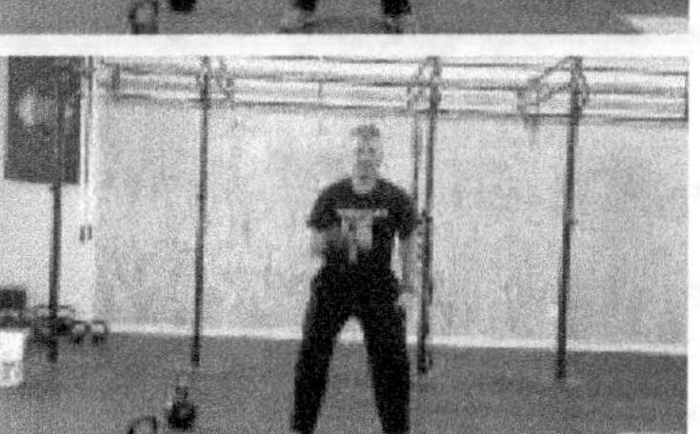
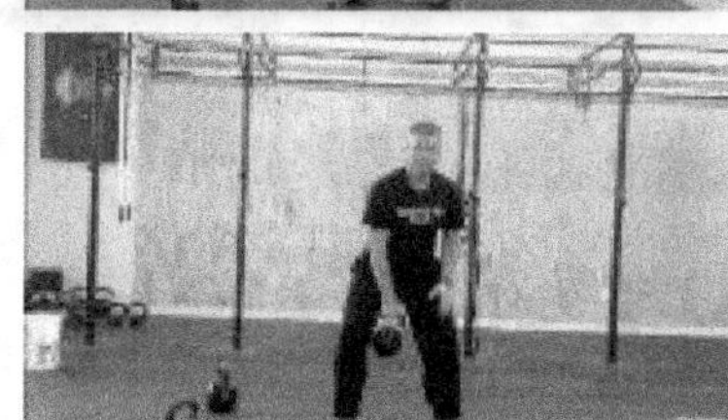

Movimento:

1. Solleva il campanello con una mano

2. Usa la seconda mano per posizionare il campanello

3. Ora sei nella posizione rack o dove finisce il clean

4. Abbassa il kettlebell muovendo i fianchi all'indietro e "sedendosi"

La campana si muove completamente verticalmente verso il basso spostando i fianchi indietro e non spingendo la campana in avanti

Precauzione:Tieni la schiena dritta, usa un peso più leggero finché non impari il movimento.

THE RACK

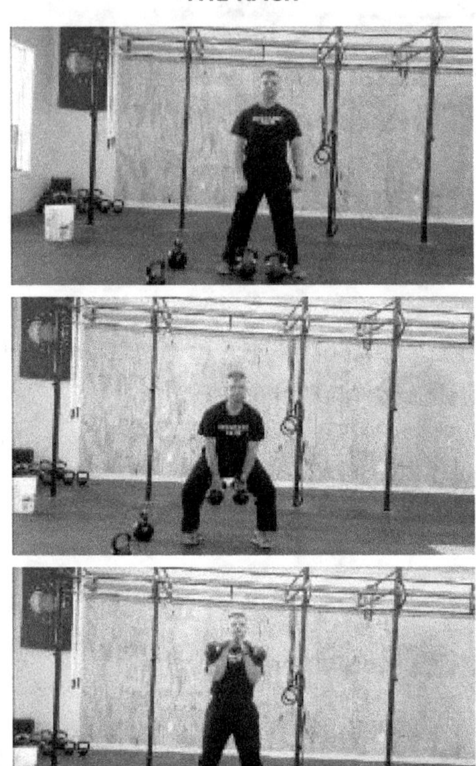

Movimento:

1. Posizionati sopra i kettlebell.
2. Fai un respiro profondo e trattieni e tira indietro tra le gambe.
3. Mentre i kettlebell tornano indietro (inspira), piega leggermente le ginocchia, spingendo i fianchi all'indietro permettendo ai kettlebell di passare tra le tue gambe.
4. Assicurati che la schiena sia dritta.
5. Usando i glutei come un elastico, apri i fianchi e spingi il kettlebell in avanti. Mentre guidi con i fianchi (espira) finché non arrivi a una tripla estensione.

6. Le campane dovrebbero atterrare tra le braccia e gli avambracci, con il gomito piegato durante il movimento. Le tue campane sono ora in una posizione travasata.

Precauzione: Assicurati che la schiena sia dritta e seleziona un peso che rientri nella tua capacità di sollevare il peso in sicurezza.

Doppio front squat con kettlebell

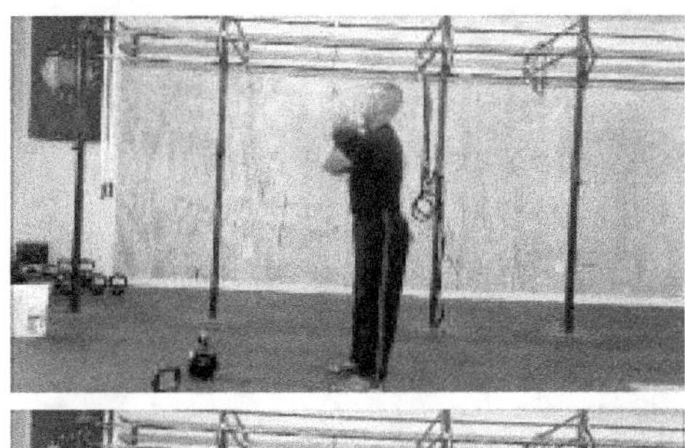
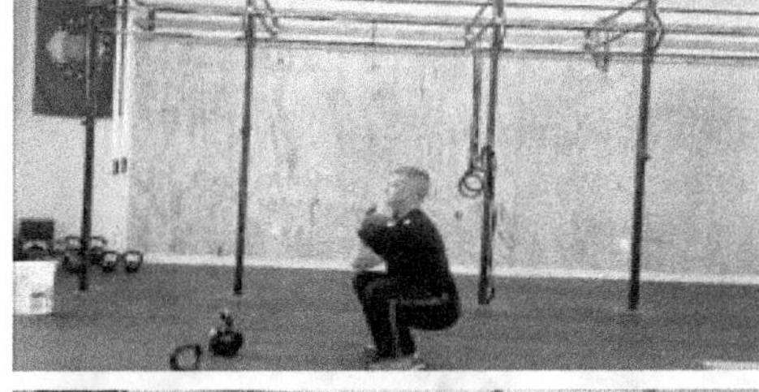
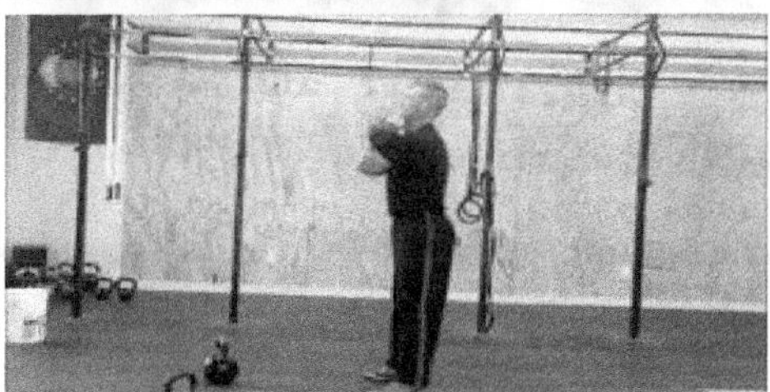

Movimento:

1. Inizia con le campane in posizione a cremagliera.
2. Posiziona le maniglie appena sopra la clavicola.
3. Tieni i piedi un po' più larghi della larghezza delle spalle.
4. Inspira mentre ti siedi mantenendo la schiena dritta.
5. Espira durante la salita e alzati in piedi.

Precauzioni: Non voltare le spalle. Assicurati che la schiena sia dritta. Seleziona un peso che puoi spostare in sicurezza.

CLEAN

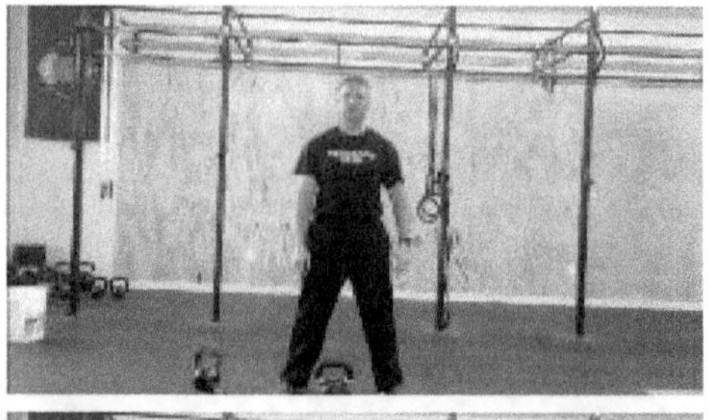

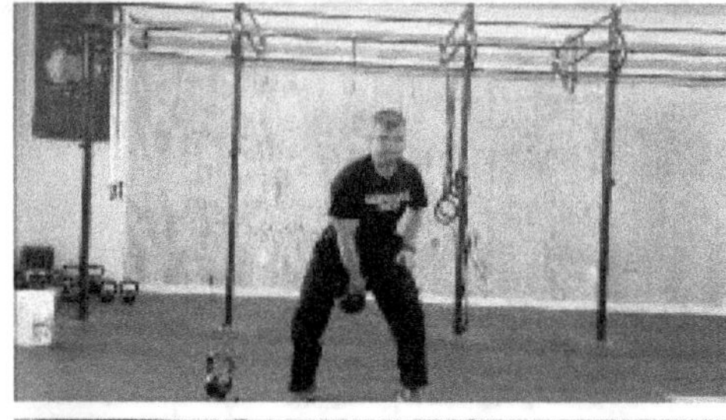

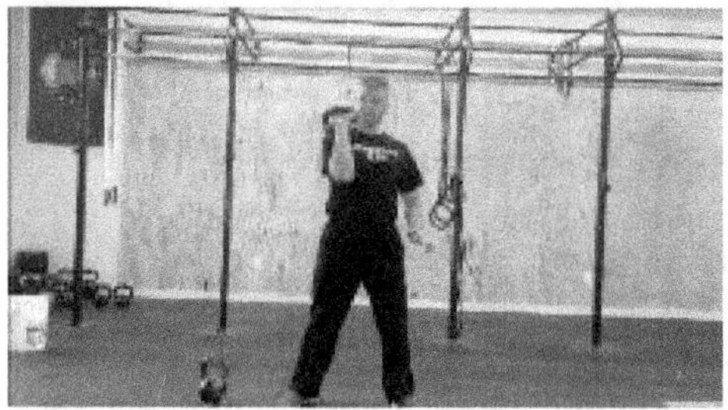

Movimento:

1. Mettiti a cavalcioni sul kettlebell con i piedi leggermente più larghi della larghezza delle spalle.
2. Il gomito dovrebbe far parte del busto.
3. I tuoi fianchi faranno tutto il lavoro.
4. Far viaggiare la campana in linea retta; che è la distanza più breve tra 2 oggetti.
5. Non abbassare le ginocchia quando si riceve o si "travasa" la campana.
6. Evitare di sbattere il polso o l'avambraccio.

Precauzioni: Schiena dritta, scegli un peso con cui puoi lavorare in sicurezza.

PRESS

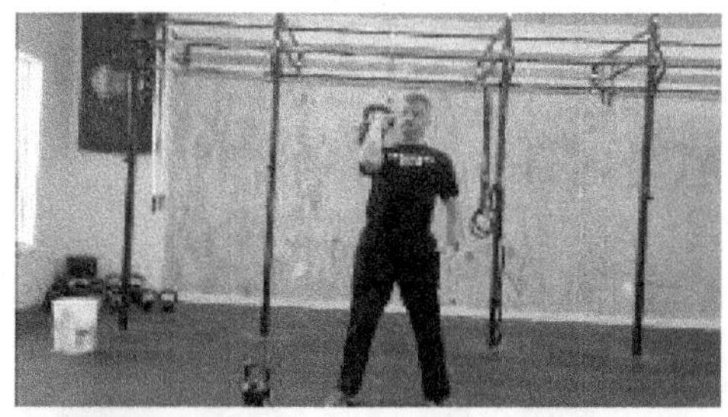

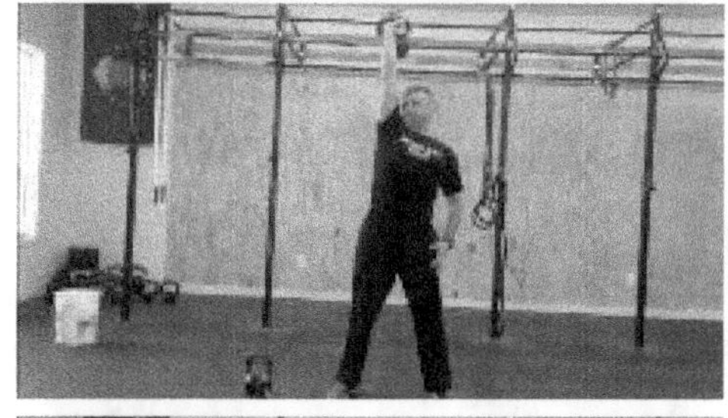

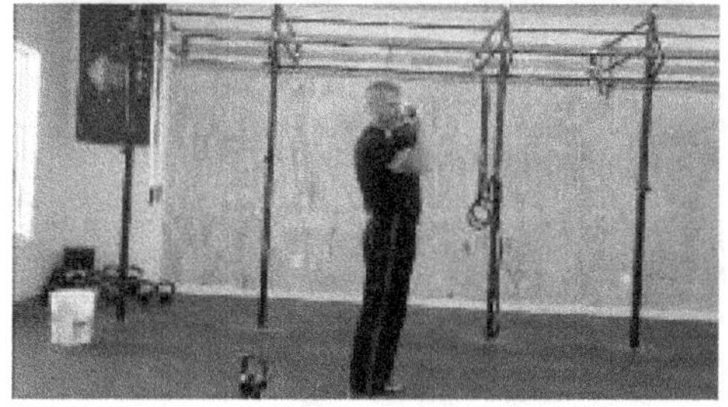

Movimento:

1. Stai in piedi con i piedi leggermente più larghi della larghezza delle spalle.

2. Prendi il campanello dal rack o puliscilo dal pavimento e posizionalo davanti al petto con il campanello contro l'esterno del braccio.

3. Spingere la campana verso l'alto finché il braccio non è completamente esteso sopra la testa.

4. Abbassati davanti al petto.

Precauzione: Assicurati di utilizzare un peso che ti consenta di eseguire correttamente il movimento.

Overhead o Waiters Walk

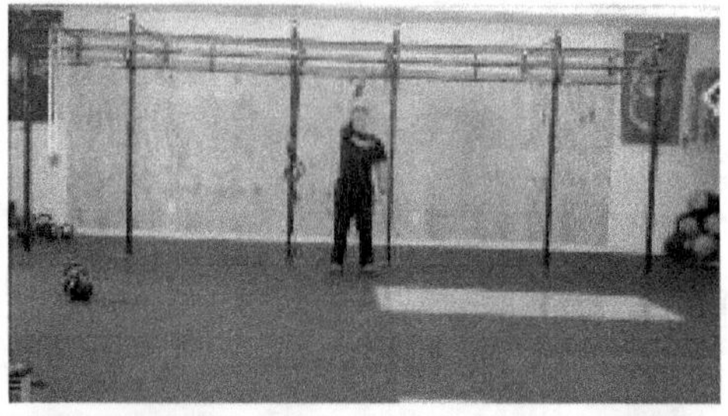

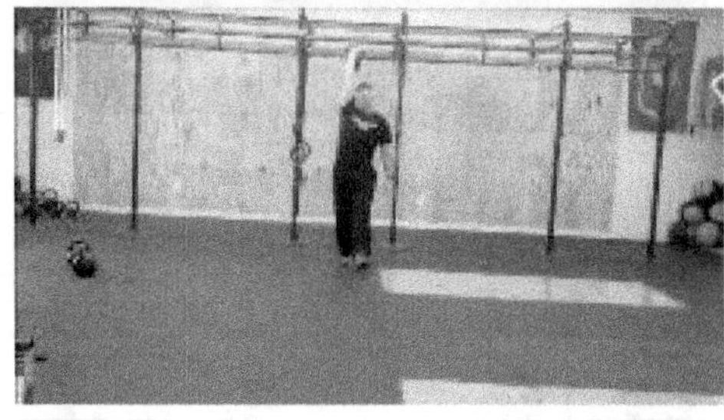

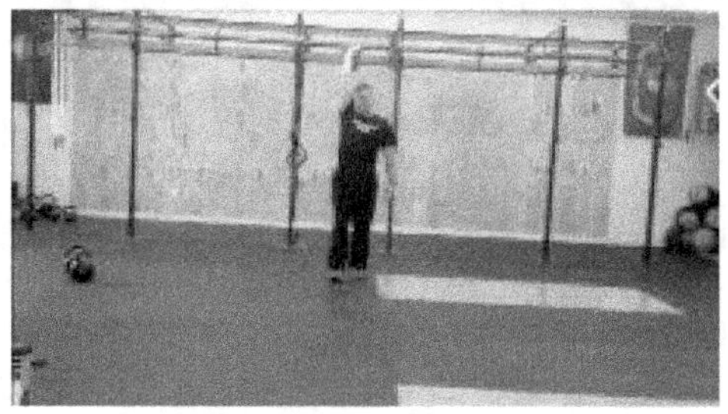

Movimento:

1. Inizia con il kettlebell in posizione di press out.

2. Assicurarsi che la spalla e il gomito siano in una posizione "bloccata".

3. Inizia a camminare.

Precauzioni: Assicurati di avere un percorso chiaro (ovviamente), seleziona attentamente il tuo peso

Suitcase Carry

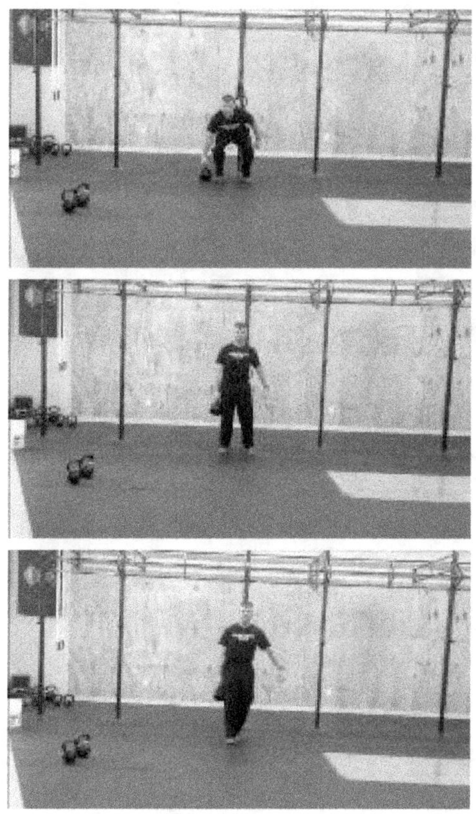

Movimento:

1. Solleva il campanello come faresti con uno stacco da valigia prima del trasporto.

2. Mantieni le spalle livellate e il core stretto senza compensazioni da un lato all'altro.

3. Potrebbe essere necessario un peso maggiore per ottenere l'effetto desiderato.

Precauzioni: Assicurarsi che la schiena sia dritta e non arrotondata quando si solleva o si posa il peso. Come sempre, seleziona un peso che puoi spostare in sicurezza.

Rack Walk

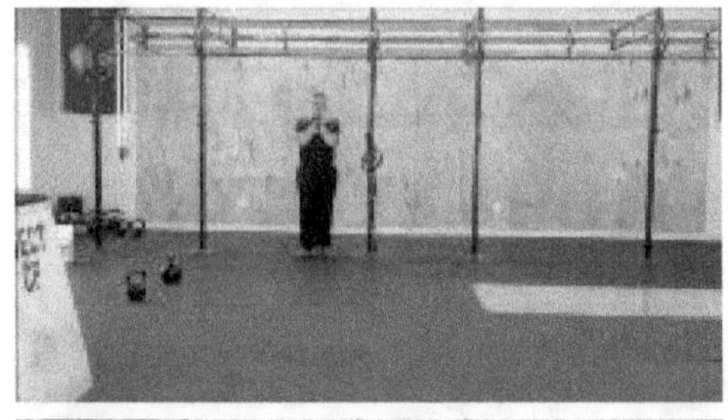

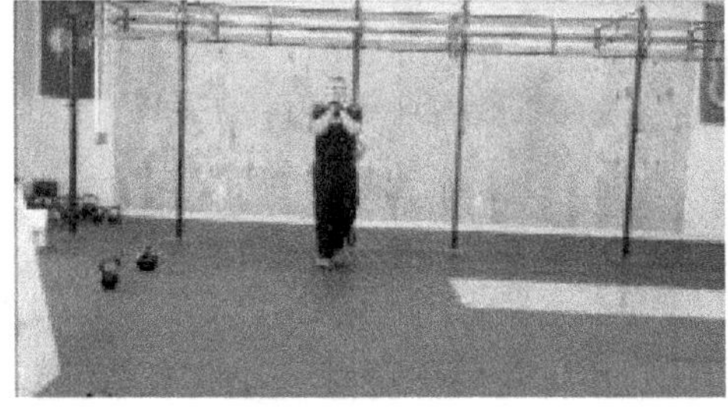

Movimento:

1. Inizia con le campane in posizione raccolta.

2. Assicurarsi che le maniglie siano sopra le clavicole.

3. Tieni i kettlebell vicino al bicipite.

4. Non lasciare che le campane si abbassino o si pieghino.

5. Inizia a camminare.

Precauzioni: Assicurati che il tuo percorso sia privo di ostacoli e seleziona un peso con cui puoi muoverti in sicurezza.

Goblet Squat

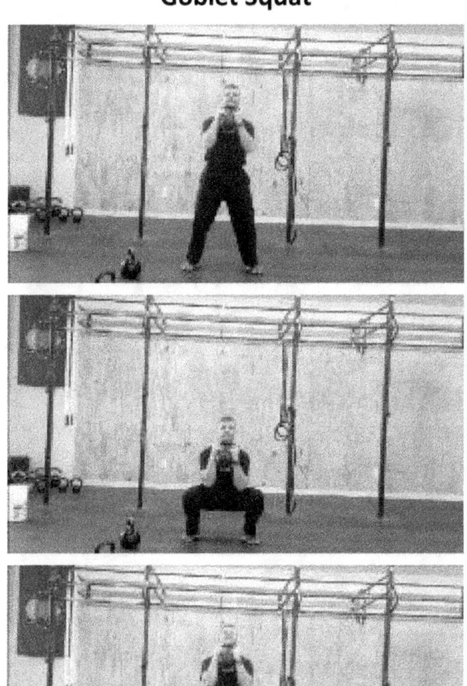

Movimento:

1. Afferra la campana per le corna.

2. Piedi alla larghezza delle spalle o poco più della larghezza delle spalle.

3. Tirati giù.

4. Tieni il petto alto mantenendo la schiena il più dritta possibile.

5. I gomiti entrano nelle ginocchia con il peso sui talloni e non sulle dita dei piedi. 6. Stai dritto.

Precauzioni: Non girare la schiena e seleziona un peso appropriato per le tue capacità.

Single Arm Deadlift

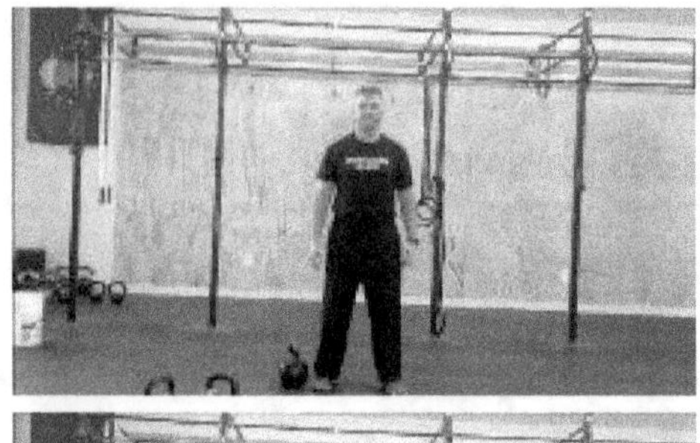

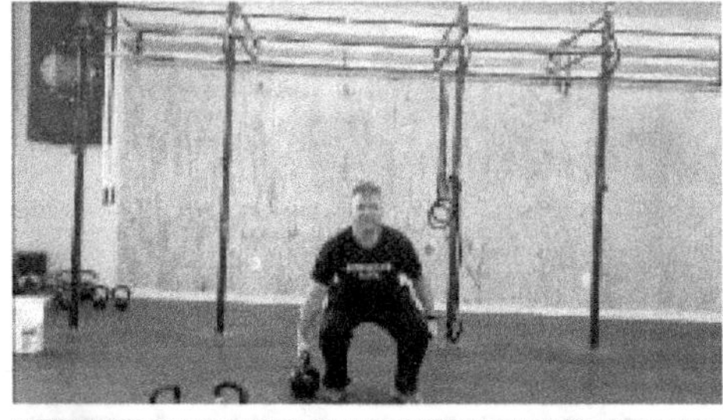

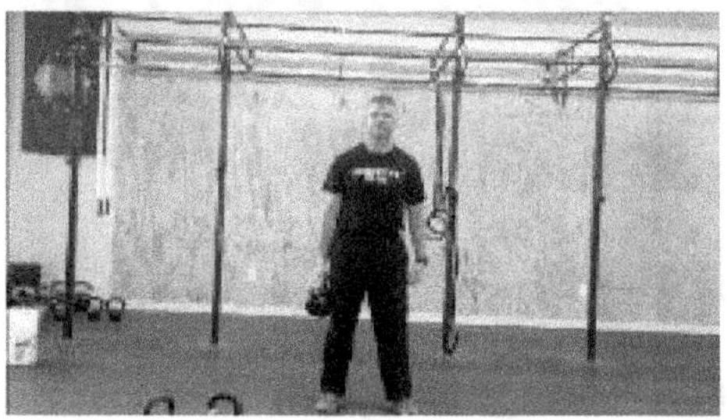

Movimento:

1. Eseguito come un deadlift ma con il peso al tuo fianco.
2. Bell sarà anche con la tua caviglia.
3. Piegare la vita e le ginocchia mentre la schiena è dritta.
4. Stai dritto senza compensare il lato senza peso.
5. Stai dritto.

Precauzioni: La schiena deve essere dritta e non arrotondata. Seleziona un peso per le tue capacità per sollevare in sicurezza.

Farmers Walk

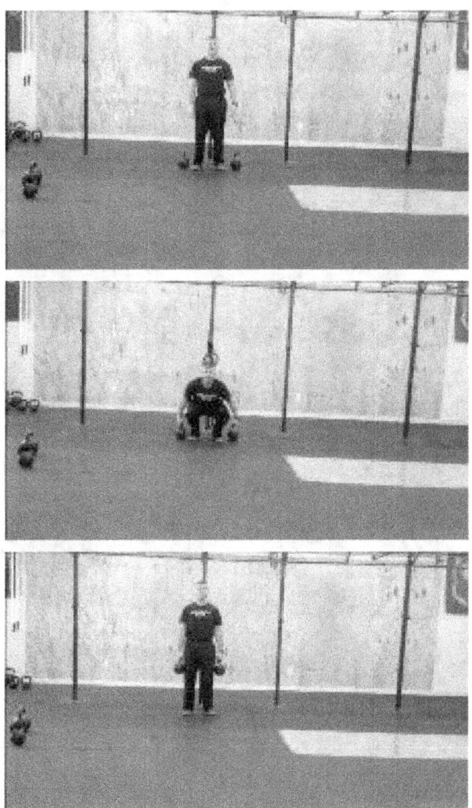

Movimento:

1. Eseguito come un deadlift standard ma con 2 campane al tuo fianco.

2. Usa pesi più pesanti in modo che il movimento sia impegnativo.

3. Inizia a camminare per il tempo prescritto.

Precauzioni:Non arrotondare la schiena e seleziona sempre un peso che puoi spostare in sicurezza.

Swing Hand to Hand

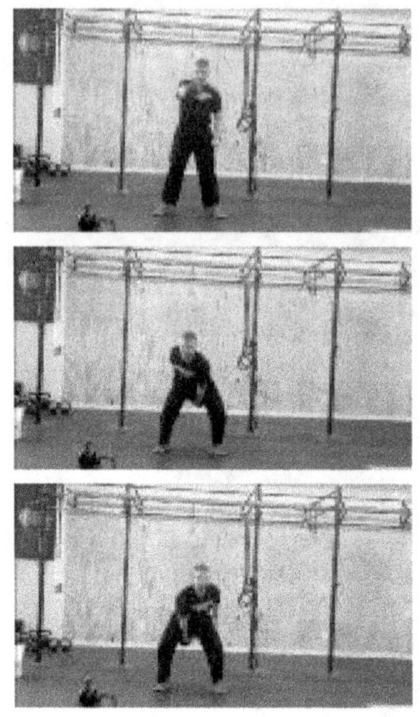 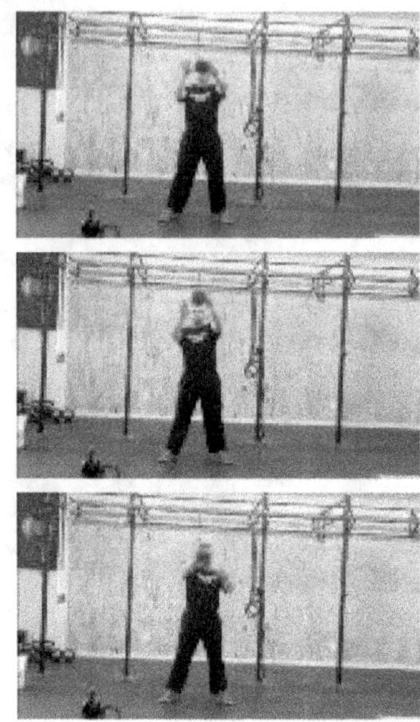

Movimento:

Inizia con uno swing regolare, tranne che ora rilascerai il campanello nella parte superiore dello swing.

Afferra il campanello con l'altra mano.

Muoviti con uno scopo.

Precauzioni: Se la campana è troppo avanti quando vai ad afferrarla, lasciala andare e resetta. Scegli un peso che puoi spostare in sicurezza.

Snatch Hand to Hand

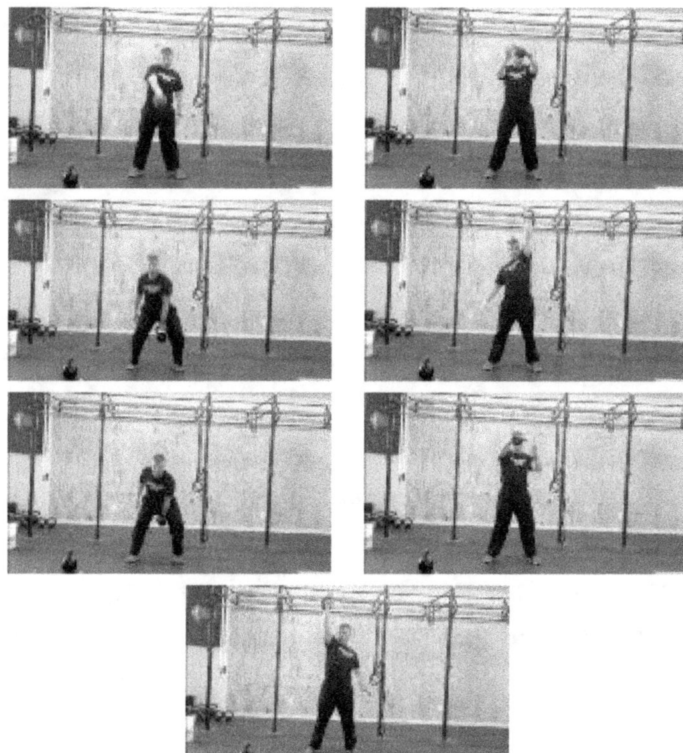

Movimento:

1. Iniziare il movimento eseguendo lo snatch con uno swing.

2. Abbassa la campana con la stessa mano.

3. Solleva il campanello e ricevi il campanello con l'altra mano.

4. Riportare la campana verso il basso e iniziare la transizione come richiesto.

Precauzioni: Assicurati di non arrotondare la schiena e seleziona un peso che puoi spostare in sicurezza.

Cronologia di allenamento

Mese 1

Giorno 1

- TGU-3 per lato alternati

Camminata sopra la testa: 30 secondi per lato

KB deadlift 4x5 scegli il peso, concentrati su cerniera e blocco Swing scale- 3 campane di diverse dimensioni, 8 ripetizioni ciascuna x4 Valigia da trasporto - 3 set di: 30 campane più pesanti

Deadlift a braccio singolo 4x5 per braccio Altalene a braccio singolo - 4x8 per lato

Plancia 5x: 30

Spiegazione dettagliata:

TGU-3 ea. Lato alternato. Qui vuoi concentrarti sul colpire ogni posizione nel movimento. Fai il lato sinistro poi il lato destro finché non fai un totale di 6 TGU. Lavora con un peso che puoi maneggiare in sicurezza. Questa non è una mossa che viene eseguita velocemente, ma piuttosto un movimento intenzionale. Non c'è niente di sbagliato nell'usare anche qualcosa di leggero come la tua scarpa da ginnastica per le prime 2 settimane, per imparare il movimento.

O/H KB Cammina 30 secondi per lato.Scegli attentamente il tuo peso qui. Ti muoverai con il peso sopra la testa per un totale di 30 secondi. Assicurati di bloccare quel braccio che è sopra la testa. Cammina normalmente.

- **Sollevamento con kettlebell 4 x 5.**

Scegli un peso appropriato, concentrati sulla cerniera e sul blocco. Quando è scritto 4 x 5 farai 4 serie da 5. Non c'è un periodo di riposo predeterminato qui. Se scegli un peso che non sia né troppo leggero né troppo pesante, molto probabilmente dovrai riposare solo 1 minuto.

- **Swing Ladders -** 3 campane di diverse dimensioni, 8 ripetizioni x 4.

Se stai appena iniziando a usare i kettlebell, inizia leggero. Per gli uomini un campanello da 35# è probabilmente il massimo e per le donne un campanello da 25#. Inizia con il peso più leggero fai 8 swing a due mani, poi passa al peso medio e fai 8 swing a due mani, quindi passa al peso più pesante e fai 8 swing a due mani. Ti riposerai e lo farai di nuovo altre 3 volte.

- Trasporto in valigia: 3 serie da 30 secondi.

Userei prima la mia mano non dominante, poi dominante, poi non dominante. Se hai bisogno di riposare, basta abbassare il peso, riposare e riprendere.

- **Deadlift** a braccio singolo 4 x 5 per braccio.

Concentrati sul non compensare con il braccio che non sta sollevando il peso. Assicurati che la schiena sia dritta. Fai 5 ripetizioni su un braccio, poi 5 ripetizioni con l'altro braccio. Riposa la quantità richiesta e ripeti altre 3 volte. Scegli qui un peso impegnativo.

- **Altalene** a braccio singolo 4 x 8 per lato.

Inizia con qualsiasi braccio, 8 con un braccio, 8 con l'altro braccio, riposa se necessario e ripeti altre 3 volte. Assicurati di selezionare un peso che puoi spostare in sicurezza.

Plancia 5 x: 30 secondi.È probabile che non sarai in grado di tenere la tavola per 30 secondi. Va bene, se puoi fare solo 10 secondi, riposa fai 10

Giorno 2

TGU-fermati in ogni posizione per 5 secondi, 2 per lato

2 oscillazioni della mano 5x10 Stretching del flessore dell'anca

hand swing 8L e 8 R 6 goblet squat

Ripeti 1 mano oscilla e calici x4

- **Mano a mano altalene**

Fai 20 swing, vai in: 30 ripetizioni della tavola x4

Gli agricoltori camminano 4 serie da: 30 a: 45 secondi

Spiegazione dettagliata:

Turco Get-Up Pausa in ea. Posizione 5 secondi, 2 ea. Lato.Qui ti fermerai sull'avambraccio, sul palmo, sul ginocchio e in piedi, e farai lo stesso durante la discesa. Concentrati sul sentire davvero ogni posizione. Assicurati di selezionare un peso leggero. Non c'è niente di sbagliato nell'usare anche qualcosa di leggero come la tua scarpa da ginnastica per le prime 2 settimane, per imparare il movimento.

oscillazioni della mano 5 x 10.Farai 10 ripetizioni con un peso che puoi maneggiare in sicurezza. Riposa per un breve periodo, quindi fallo altre 4 volte.

Allungamento del flessore dell'anca.Prenditi davvero del tempo per allungare ogni lato. Concentrati su tutto il corpo qui.

- 1 Hand Swing 8L & 8R/6 Goblet Squat.

Farai 8 swing con la mano sinistra, poi 8 con la mano destra, e con lo stesso peso ti sposterai a destra eseguendo 6 goblet squat. Riposa per meno di un minuto e ripeti altre 3 volte.

Fai 20 oscillazioni mano a mano, poi 30 secondi nel plank.Assicurati di aver praticato questo movimento prima di eseguirlo per la prima volta. Se lo stai facendo a casa tua, assicurati che non ci sia nulla che possa essere rotto. Se la campanella ti sfugge, lasciala andare e ricomincia da capo. Dopo aver eseguito 20 swing corpo a corpo, eseguirai immediatamente 30 secondi nel plank e inizierai immediatamente con i 20 swing corpo a corpo. Lo farai per un totale di 4 round.

- Farmers Walk-4 serie da 30 secondi a 45 secondi.

Scegli un peso abbastanza pesante in modo che sia impegnativo, ma non così pesante da doverlo posare dopo 15 secondi. Dopo aver colpito tra 30 e 45 secondi, abbassa il peso, recupera e ripeti altre 3 volte.

Giorno 3

TGU in posizione eretta, cammina per: 30 secondi poi scendi, ripeti durante la discesa

KB stacco - 4x5

KB oscilla 30/30 per 10 minuti

Goblet squat 6 ripetizioni, alla fine della 6a ripetizione arricciare il kb 6 volte per le corna, ripetere 4 volte

- Altalene 30/30 1 braccio.

Oscilla L poi riposa per: 30, ripeti per 8 minuti

Allungamento dei flessori dell'anca

Spiegazione dettagliata:

Turkish Get-Up Posizione in piedi Cammina per 30 secondi poi scendi, ripeti per l'altro braccio.Fai un turco, poi cammina per 30 secondi, fermati, scendi, cambia braccio e ripeti. Stacco da terra con kettlebell 4 x 5.Fai 5 ripetizioni con un peso non leggero, ma non troppo pesante da non poter completare 4 serie. Dopo aver eseguito 5 ripetizioni, riposa per circa 1 minuto, quindi esegui altre 3 volte. Assicurati che la schiena sia dritta, inspira durante la discesa ed espira durante la salita.

- Kettlebell oscilla 30/30 per 10 minuti.

Farai 30 secondi di 2 oscillazioni del braccio, riposerai per 30 secondi e lo farai per un totale di 10 minuti.

- Goblet Squat 6 Reps, prendi il kettlebell 6x per le corna.

Ripeti 4 volte.Quindi farai 6 goblet squat, ti siedi nello squat, quindi esegui 6 riccioli per bicipiti con la campana. Fallo per altre 3 volte. Non essere troppo aggressivo con il peso qui. Seleziona un peso che puoi arricciare rispetto a un peso con cui puoi fare un goblet squat.

- Allungamento del flessore dell'anca.

Concentrati davvero su un solido allungamento totale del corpo qui. Cerca di accumulare 20 secondi per lato. Adoro questo tratto!

Giorno 4

TGU, alterna ogni lato per un totale di 10 minuti

10 swing a 2 mani 8R e 8L swing a 1 braccio 10 goblet squat

20 altalene mano a mano: 30 camminata sopra la testa L/R: 30 trasporto valigia L/R

Ripeti 4-6 volte sopra per il tempo

Spiegazione dettagliata:

Turkish Get-Up, Alt ea. Lato per un totale di 10 minuti.Fai attenzione con la selezione del peso qui poiché ti muoverai continuamente da braccio a braccio e ti alzerai. Non concentrarti sulla velocità. Senti ogni passo per eseguire correttamente questo movimento.

10 swing a due mani 8R & 8L 1 Arm Swing 10 Goblet

- Squat

20 oscillazioni mano a mano 30 secondi di camminata sopra la testa S/D 30 secondi di trasporto della valigia S/D Ripetere 4-6 volte per volta

L'obiettivo in questo giorno è passare da un esercizio all'altro senza riposare. Una volta completato il round, riposati, ricaricati e stabilisci un obiettivo per completare da 4 a 6 round.

Mese 2

Giorno 1

TGU-utilizzare una campana più pesante se possibile 6 in totale, 3 per lato alternati

1 swing, 1 snatch nella camminata sopra la testa per :15 2 swing, 2 snatch nella camminata sopra la testa per :15

3 swing, 3 snatch nella camminata sopra la testa per :15 4 swing, 4 snatch nella camminata sopra la testa per :15

Ripeti sopra x5

Goblet squat- fermati nella posizione in basso per :5 poi risali. 5x5

Kb rack passeggiate

5 serie di :30

Spiegazione dettagliata:

- Get up turco Usa una campana più pesante se possibile.

Fare un totale di 6, 3 per lato alternati. Ora che segui il programma da un mese, dovresti essere in grado di fare più peso. Ovviamente, seleziona un peso che sia sicuro per le tue capacità. 1 oscillazione, 1 strappo nella camminata sopra la testa per 15 secondi 2 oscillazioni, 2 strappinella camminata sopra la testa per 15 secondi 3 swing, 3 strappi 4 nella camminata sopra la testa per 15 secondi swing, 4 strappi nella camminata sopra la testa per 15 secondi Ripeti sopra per un totale di 5 volte

Ecco come funziona l'allenamento: eseguirai uno swing, uno snatch, camminerai per 15 secondi, poi eseguirai 4 swing/snatch, poi ti riposerai se necessario e lo farai altre 4 volte. Mantieni il periodo di riposo il più breve possibile. Spingi davvero qui.

Goblet Squat-Pause nella posizione Bottom per 5 secondi, quindi risali 5 x 5.Qui farai 1 calice accovacciato, siediti nella posizione in basso per 5 secondi, sali e fallo per 5 volte. Riposa se necessario, quindi ripeti altre 4 volte.

Kettlebell Rack Walks 5 serie da 30 secondi:Rack il peso, e

cammina semplicemente per 30 secondi. Mantieni il riposo breve, quindi esegui altre 4 volte.

Giorno 2

TGU 8 minuti in totale, alternati per lato

Pulisci e premi 5x5

Doppio kb front squat 5x5

Push-up 4 serie di forma perfetta

20 altalene, 20 altalene mano a mano, :30 camminata a cremagliera. ripetere x4

Spiegazione dettagliata:

- Turkish Get-Up 8 minuti in totale, alternando ogni lato.

promemoria qui, Solo non un concentrarti sulla velocità, concentrati sul movimento durante il Get-up. Un peso leggermente più pesante che puoi gestire in sicurezza farà sì che il tuo core abbia un lavoro extra!

- Pulisci e premi 5 x 5.

Fai un Clean, poi premilo e fallo per 5 ripetizioni, riposa, poi fai altre 4 volte. Sarai in grado di pulire molto più di quanto puoi premere. Basa il peso della tua pressa qui su questo movimento.

- Squat frontale con doppio kettlebell 5 x 5.

Assicurati di caricare il peso, tieni la schiena dritta, fai 5 ripetizioni di riposo e altre 4 volte. Scegli il tuo peso con saggezza.

- Push-up 4 set di forma perfetta.

Questa è davvero una prova della tua forza mentale. Fai più flessioni che puoi con una forma perfetta, riposa e ripeti altre 3 volte. Registra il numero di flessioni, così nelle prossime 3 settimane saprai se stai progredendo. Concentrati sulla forma qui NON sulla velocità. Spingi davvero qui.

20 altalene, 20 altalene mano a mano, 30 secondi di marcia su rack,

ripetere 4x.Dovresti provare a usare lo stesso peso per questo. Quindi fai 20 oscillazioni a due mani, poi 20 oscillazioni mano a mano e infine cammina sul rack per 30 secondi, riposa se necessario e ripeti altre 3 volte. Cerca di mantenere breve il periodo di riposo.

Giorno 3

Camminata sopra la testa 4x:30 per ogni braccio. La valigia trasporta 4x:30 per braccio

10 1 arm swing L/R 10 snatch L/R

20 mano a mano snatch

ripetere x4

2 colpi di mano, 8 minuti in totale 40/20

Spiegazione dettagliata:

Overhead Walk 4 x 30 secondi per braccio

Valigia Carry 4 x 30 secondi per braccio 10 1 Braccio oscilla a sinistra poi a destra 10 Snatch a sinistra poi a destra

20 Snatch mano a mano Ripeti 4x

Passa da un esercizio all'altro senza riposare. Dovresti sapere come eseguire gli snatch mano a mano prima di tentare qui. Al termine di un round, riposati per un breve periodo, riprendi fiato e ripeti altre 3 volte. Spingiti davvero qui!

Poi: 2 Hand Swings @ 40/20, 8 minuti in totale.Un vero test qui, fai 40 secondi di swing a 2 mani, riposa 20 secondi e fai un totale di 8 volte.

Giorno 4

1 TGU per braccio

20 swing a 2 mani 10 Dx e 10 L 1 swing con un braccio 8 goblet squat Strappi 8L e 8R

2 TGU per braccio

Rack passeggiate :30

Ripeti 4-6 volte per volta.

Spiegazione dettagliata:

1 Turkish Get-Up per braccio.Sfida te stesso qui! 20 Altalene a 2 mani

10 oscillazioni del braccio destro e 10 sinistro

1 8 goblet squat

8 snatch a sinistra e 8 a destra 2 get-up turchi Ogni braccio cammina per 30 secondi

Ripeti 4-6 volte per volta.

Appunti: I get-up non devono essere eseguiti in fretta. Senti ogni posizione. Passa da un esercizio all'altro con un peso impegnativo, riposa e mira a 4-6 serie.

Se hai completato 8 settimane del programma di allenamento, puoi sempre ricominciare dalla settimana 1 e fare altre 8 settimane. Puoi aggiungere più peso, accorciare i periodi di riposo. In futuro elaborerò allenamenti con kettlebell più intensi.

Capitolo 5: Vivere uno stile di vita sano

Una volta raggiunto il tuo obiettivo di peso, è fondamentale sapere come mantenerlo per non vanificare tutto il duro lavoro svolto! Prepararti in anticipo ti aiuterà quando raggiungerai il punto in cui hai ottenuto la perdita di peso desiderata. Non vorrai compromettere la celebrazione che desideri avere, e naturalmente vorrai continuare con il tuo nuovo stile di vita sano.

Evita di saltare pasti! Ricorda che il tuo corpo interpreterà questa mancanza come un segnale di fame e inizierà ad accumulare grasso per le riserve. Assicurati di continuare a consumare i pasti programmati come hai fatto finora. Inoltre, se salti un pasto in un determinato momento della giornata, potresti finire per mangiare troppo in seguito quando sei affamato.

Mantieni una varietà di cibi nella tua dieta. Ciò ti aiuterà a ottenere continuamente tutti i nutrienti e le vitamine necessari per un corretto funzionamento del tuo corpo. Ti farà sentire sano, energico e proteggerà la tua salute. Puoi includere scelte tra cereali integrali, frutta, verdura e proteine magre.

Continua a fare esercizio! Non lasciare che la tua routine di allenamento diventi pigra e statica. Hai acquisito la conoscenza su quale tipo di allenamento è adatto a te, e probabilmente sai anche come variarlo di tanto in tanto se hai ricevuto istruzioni da un personal trainer. Cambiare la tua routine è un'ottima idea per evitare la noia e mantenere il tuo corpo stimolato. Mantenendo sempre una combinazione di allenamento cardiovascolare e di resistenza, rimarrai in forma, sentendoti forte e sano, proteggendoti ulteriormente dalle malattie insieme alla tua dieta sana.

Regola il tuo apporto calorico giornaliero. Molte persone si chiedono se dovrebbero aumentare immediatamente il loro apporto calorico giornaliero. È consigliabile farlo gradualmente. Prova ad aumentare di soli 250 calorie al giorno. Dopo una settimana, pesati. È probabile che tu abbia ancora perso qualche chilo. In tal caso, aggiungi altre 250 calorie e pesati di nuovo una settimana dopo. Ripeti questi passaggi fino a quando non noti che il tuo peso rimane stabile quando ti pesi settimanalmente. Se hai guadagnato qualche chilo, riduci l'apporto calorico di 100 calorie alla volta, finché il tuo peso si stabilizza e rimane costante settimana dopo settimana.

Continua a idratarti! Non dimenticare di bere almeno otto bicchieri d'acqua al giorno per mantenere un buon funzionamento del tuo corpo. L'acqua favorisce la digestione, aumenta l'energia e aiuta il tuo corpo a liberarsi naturalmente delle tossine. Inoltre, ti terrà idratato e in salute.

Mangia frequentemente. Consumare da cinque a sei piccoli pasti al giorno, come hai probabilmente già imparato a fare, è una buona abitudine da mantenere, poiché mantiene elevato il tuo metabolismo e ti fa sentire soddisfatto. È importante continuare in questo modo per evitare di ricadere nell'errore di aumentare nuovamente le dimensioni delle porzioni, se in passato è stato un problema. Alla fine, finiresti al punto di partenza, o addirittura guadagneresti di nuovo il peso che hai lavorato così duramente per perdere.

Evita il cibo spazzatura. Ora che hai sviluppato sane abitudini, perché rovinarle tornando alle vecchie abitudini alimentari e mangiando cibo spazzatura? Hai scoperto una vasta gamma di gusti deliziosi per soddisfare tutte le tue voglie con cibi sani. Continua a includere nella tua dieta una varietà di frutta e verdura, preferibilmente da 6 a 8 porzioni al giorno.

Continua a prendere le tue vitamine quotidiane. Non dimenticare di continuare a integrare le tue vitamine giornaliere. In questo modo garantirai di assumere tutte le vitamine necessarie ogni giorno e contribuirai a mantenere il tuo peso in modo salutare.

I segreti per una vita sana e in salute

Tutti desiderano vivere una vita lunga e in salute, evitando gravi malattie. Sebbene non sia possibile prevedere o prevenire ogni situazione, esistono modi per proteggerci e rendere la nostra vita complessivamente più piena e sana.

La prevenzione e la diagnosi precoce sono fondamentali. Molte persone evitano gli esami fisici annuali o le visite dal dentista ogni sei mesi. Tuttavia, avere buoni medici e mantenere regolari appuntamenti ci aiuterà a preservare la salute, poiché il medico può individuare problemi che non potremmo notare da soli.

Conoscere la nostra storia familiare è altrettanto importante. Se nella nostra famiglia ci sono casi di malattie cardiache o tumori, il medico può monitorare i sintomi e programmare regolari controlli.

Coltiva relazioni positive con le persone che ti circondano, come il coniuge, i figli, gli altri familiari, gli amici e i colleghi di lavoro. Dedica loro del tempo e coltiva amicizie sane. Questi rapporti sono fondamentali per il tuo benessere e per sentirsi realizzati nella vita.

Dormi almeno otto ore ogni notte. Sebbene possa essere difficile data la nostra vita frenetica, il riposo adeguato è essenziale per una vita felice e sana. Scopri qualcosa in cui eccelli. Ognuno di noi ha attività che ci appassionano e in cui siamo bravi. Queste attività ci fanno sentire realizzati e possono essere anche rilassanti, aiutandoci a ridurre lo stress.

Gestisci lo stress, non ignorarlo! Tutti affrontiamo situazioni stressanti, ma è importante gestire lo stress in modo che non ci travolga. L'eccessivo stress può influire negativamente sulla salute in vari modi. Fare passeggiate giornaliere può aiutare a chiarire le idee e assicurarti di non sovraccaricare la tua agenda o lasciare che gli impegni altrui dettino la tua giornata.

Trova l'equilibrio nella tua vita. Evita di affrontare troppi progetti sul lavoro o lasciare che il lavoro ti assorba completamente. Cerca un equilibrio che ti permetta di goderti altre cose importanti, come i tuoi hobby, gli amici e la famiglia.

Nonostante le difficoltà finanziarie, è essenziale trovare del tempo da trascorrere con la tua famiglia, le persone per cui lavori così duramente per mantenere al sicuro e provvedere.

I vantaggi di stare in salute

I vantaggi di essere in salute sono incommensurabili. Non si tratta solo di essere soddisfatti del proprio aspetto e di poter indossare un nuovo vestito. Essere sani riguarda il tuo benessere fisico, mentale e sociale.

La tua salute fisica: Mantenere una buona salute fisica ti aiuta in ogni aspetto della vita. Non solo ti consente di partecipare alle attività quotidiane come camminare, muoverti e piegarti, ma ti permette di essere fisicamente in grado di prenderti cura dei tuoi cari che dipendono da te. Inoltre, evitare malattie prevenibili può comportare vantaggi finanziari, poiché le cure mediche possono essere molto costose.

La tua salute mentale: La salute mentale influisce direttamente sulla tua salute fisica. Molte persone sottovalutano l'importanza della salute mentale per il loro benessere generale. Se permetti allo stress di sopraffarti o di governare la tua vita, ne risentiranno sia la tua salute mentale che quella fisica. Lo stress può aumentare la pressione sanguigna, aumentando il rischio di infarto o ictus. È fondamentale affrontare lo stress in modi positivi, come l'esercizio fisico, la meditazione o la terapia, evitando comportamenti dannosi per la salute generale, come fumare, bere o consumare cibi poco salutari.

Prevenzione delle malattie: Seguire una dieta sana è fondamentale per il tuo benessere generale e per mantenere la salute. Gli alimenti che scegli di consumare possono avere un impatto diretto sulla tua salute. I fitochimici, presenti in alimenti come bacche, spinaci, olive e cavoli, svolgono un ruolo importante nella prevenzione di malattie cardiache, specifici tipi di cancro, diabete e ipertensione. Mangiare una dieta a basso contenuto di grassi, ricca di frutta, verdura e cereali integrali, contribuisce a proteggere la salute cardiovascolare.

Vivere a lungo: Impegnarsi in uno stile di vita sano può essere un fattore determinante per vivere una vita lunga e sana. Sebbene non sia possibile prevenire tutti i problemi di salute e alcuni siano al di fuori del nostro controllo, molti dei più significativi possono essere evitati adottando uno stile di vita sano. Poiché le principali cause di morte sono malattie croniche come il diabete, le malattie cardiache, gli ictus e il cancro, è importante fare scelte di vita che includano il controllo del cibo che si consuma, il mantenimento di un peso sano, l'esercizio fisico regolare e la gestione dello stress. Questi fattori hanno un enorme impatto sulla prevenzione di tali malattie.

Uno stile di vita sano può anche migliorare il tuo umore, aumentare l'autostima e migliorare la concentrazione mentale. Avrai più forza, maggiore resistenza e potrai goderti un sonno di qualità migliore. Altri benefici di uno stile di vita sano includono una migliore digestione e una pressione sanguigna più bassa. Mantenere una buona salute può anche aiutare ad alleviare o eliminare problemi alla schiena e mal di schiena, migliorare la postura, la coordinazione e l'equilibrio, nonché ridurre la frequenza cardiaca a riposo.

Capitolo 6: I migliori integratori dietetici

Cosa cercare

Se desideri fare il passo successivo nello sviluppo del tuo corpo o sei interessato ai migliori integratori dietetici e all'integrazione antietà all'avanguardia, è fondamentale trovare un'azienda su cui puoi fare affidamento e di cui ti puoi fidare per ottenere la qualità che stai pagando.

Sappiamo tutti fin troppo bene l'esperienza spiacevole nei negozi di vitamine, dove siamo stati spinti ad acquistare integratori che non ci hanno mai aiutato. È triste constatare che la qualità delle nostre fonti alimentari sta rapidamente diminuendo. Per garantire una salute e una vitalità ottimali, indispensabili per godersi la vita, dobbiamo trovare una fonte affidabile che mantenga fede alle proprie promesse.

Non è mai stato così importante integrare per garantire una salute ottimale. Gli integratori vitaminici giornalieri sono essenziali: scopri perché ne hai bisogno.

Tutti vogliamo apparire al meglio, ed è qui che gli integratori vitaminici giornalieri possono fare la differenza. La verità è che affidarsi esclusivamente al cibo dei supermercati per fornire tutti i nutrienti necessari è un'autentica illusione. Questa realtà può essere difficile da accettare, ma è innegabile.

Se desideri bruciare la massima quantità di grasso possibile, è importante aggiungere integratori vitaminici giornalieri alla tua dieta per ottenere il massimo vantaggio e raggiungere più velocemente i tuoi obiettivi.

In questo articolo, affronteremo separatamente il tema degli integratori vitaminici giornalieri sia per uomini che per donne, così che tu possa trovare integratori adatti alle tue esigenze, evitando quelli sintetici che attraversano il tuo sistema senza offrire alcun beneficio, figuriamoci un vantaggio nella perdita di grasso.

Esclusivamente per le donne: perché hai bisogno di vitamine OGNI giorno.

È una triste realtà che ci siano pochissimi integratori vitaminici naturali appositamente formulati per le donne. Le donne hanno bisogni e desideri specifici e trovare integratori vitaminici giornalieri in grado di soddisfarli è stata una sfida finora.

Una vitamina che può aiutare a sostenere il tuo equilibrio ormonale unico, oltre ad aumentare i livelli di energia e migliorare il tuo umore, è come un diamante grezzo.

Se sei una donna attenta al tuo aspetto e al tuo benessere, sai quanto sia importante fornire al tuo corpo le vitamine quotidiane in ogni fase della tua vita. Infatti, se non riesci a consumare almeno 10 porzioni di frutta e verdura al giorno, potresti affrontare seri problemi di salute con l'avanzare dell'età.

Lo stress è diventato molto comune nella nostra società, e ora è diventato indispensabile reintrodurre la pace e l'equilibrio nella tua vita attraverso gli integratori vitaminici giornalieri.

Puoi dimenticare il mal di stomaco quando assumi questa nuova generazione di vitamine, poiché non sono sintetiche come il 99% di quelle che si trovano sia online che offline.

Sapevi che se non mangi almeno 10 porzioni di frutta e verdura al giorno, privi il tuo corpo di importanti nutrienti? Ecco perché l'integrazione è diventata così popolare: è quasi impossibile garantire di consumare a sufficienza tutti i nutrienti di cui abbiamo bisogno quotidianamente con la nostra alimentazione.

Infine, una vitamina progettata specificamente per le donne dovrebbe aiutarti a reintegrare i nutrienti persi durante l'allenamento e a bruciare il grasso in eccesso per raggiungere una forma fisica più snella. Questa vitamina dovrebbe fornirti anche i nutrienti speciali di cui hai bisogno ogni giorno, indipendentemente dal fatto che tu faccia attività fisica o meno.

Solo per gli uomini: mantieni la tua fiducia al massimo!

Anche gli uomini affrontano sfide uniche, e queste devono essere affrontate tramite integratori vitaminici giornalieri. Gli uomini, come le donne, devono affrontare sfide nell'ottenere tutti i nutrienti necessari quotidianamente.

A causa dell'ormone testosterone, gli uomini devono affrontare problemi specifici come la salute della prostata e delle vie urinarie, che possono diventare gravi problemi di salute se non si prendono misure preventive in tempo.

Per un uomo, è importante avere un aspetto attraente e sicuro di sé, in modo che la fiducia rimanga sempre alta. (Gli uomini non ricevono molte prove sociali come le donne, quindi è fondamentale che un uomo si presenti sempre al meglio per mantenere il proprio livello di fiducia elevato).

Gli integratori vitaminici giornalieri che forniscono gli ingredienti chiave per aumentare il metabolismo, bruciare i grassi più velocemente e ottenere una forma fisica scolpita sono un vantaggio che è praticamente inesistente nella maggior parte dei multivitaminici presenti sul mercato.

Garantire l'assunzione corretta di acidi grassi, vitamine, enzimi e aminoacidi può avvenire solo occasionalmente, soprattutto quando si cerca di consumare abbastanza cibo durante la giornata per soddisfare le esigenze del corpo.

Diete liquide per dimagrire? Perché non optare per un sostituto del pasto?

Se stai avendo difficoltà a perdere grasso, una dieta liquida per dimagrire non sarebbe la mia prima raccomandazione, e sinceramente è più probabile che tu non stia assumendo a sufficienza cibo. Non stai mangiando a sufficienza? Sì, questa è una fonte di confusione per molte persone, poiché pensano che meno calorie equivalgano a una perdita di peso.

Tuttavia, questo è solo parzialmente vero. Mangiare meno funziona per un periodo di 10-14 giorni, fino a quando il tuo corpo "capisce" cosa stai cercando di fare. Questo è il motivo per cui alcune persone adottano una strategia di ciclizzazione delle calorie ogni 7-14 giorni. Ma approfondiremo questo argomento in un'altra discussione.

Dopo questo periodo, entra in gioco l'omeostasi e il tuo corpo regolerà il suo metabolismo per bruciare meno calorie. Questo fenomeno è noto anche come sindrome del ciclo di diete yo-yo, poiché con questo tipo di diete arriva una reazione contraria di aumento di peso.

Se ripeti questo schema troppe volte, finirai per danneggiare il tuo metabolismo, allontanandoti ancora di più dai tuoi obiettivi di perdita di peso. Molti si sono rivolti a diete liquide esclusive nella speranza di perdere peso, ma questa non è un'opzione che consiglierei o sosterrei.

Perché? C'è una spiegazione.

Vedi, l'equilibrio è fondamentale per ottenere un corpo snello. Invece di una "dieta liquida per dimagrire", perché non optare per un sostituto del pasto salutare tra un pasto e l'altro? Perché è così importante? Perché perdere peso significa accelerare il metabolismo.

In poche parole, ciò significa mangiare a sufficienza cibo in modo che il tuo corpo lavori costantemente durante tutto il giorno per digerire la quantità di cibo che gli dai. Inoltre, puoi immaginare di vivere esclusivamente a base di dieta liquida per ogni pasto? A meno che la mia mascella non fosse bloccata, preferisco del cibo reale. Ciò potrebbe trasformare il tuo corpo in una macchina brucia-calorie.

Ora, ecco dove entra in gioco l'equilibrio. Semplicemente mangiare sei pasti al giorno in un fast food non ti darà i risultati che stai cercando. Il fast food contiene troppe calorie vuote (caloriche ma povere di nutrienti) e troppi grassi saturi che causeranno più danni che benefici.

Per perdere grasso e mantenerlo lontano, è importante consumare da 5 a 6 piccoli pasti sani al giorno, in modo da poter sfruttare l'effetto termico del cibo. Ciò significa che il tuo corpo si attiva e lavora ogni volta che mangi, aumentando così il tasso metabolico anche quando non stai mangiando.

Quando il tuo tasso metabolico aumenta, devi stare attento, perché potresti perdere parte di quel grasso indesiderato! È molto probabile che una dieta liquida per dimagrire non porti agli stessi risultati.

Quale sostituto del pasto scegliere?

Innanzitutto, il gusto è importante. Dovendo bere qualcosa che non è gradevole ridurrebbe la compliance di chiunque, indipendentemente dalla quantità di proteine e vitamine che contiene. Certo, ci sono persone che berebbero qualsiasi cosa, ma personalmente non faccio parte di quella categoria.

Quindi, deve avere un buon sapore, altrimenti non lo aspetterò con ansia. Perché non optare per un frullato sostitutivo del pasto anziché un integratore dietetico liquido per la perdita di peso? Ci sono alcuni elementi fondamentali che ogni integratore dovrebbe contenere. Proteine, tra i 30 e i 40 grammi. Controllo.

Un eccesso di proteine non può essere assorbito dal tuo corpo. Troppo poche proteine significa che non otterrai l'effetto desiderato. Pertanto, quando scegli un integratore, assicurati di avere una quantità di proteine uguale o leggermente inferiore a quella consigliata.

Il corpo di ognuno può assorbire solo fino a 40 grammi di proteine alla volta. Personalmente, sono confuso dal fatto che ci siano integratori con 50 o 60 grammi di proteine quando le aziende sanno che il tuo corpo non può assorbirle. No, intendo davvero NO dolcificanti artificiali. Controllo.

Non posso dirti quante volte ho trovato gli ingredienti giusti solo per vedere alla fine degli elenchi "Contiene fenilalanina" per i fenilchetonurici! Questo è l'aspartame, che può causare una vasta gamma di effetti collaterali.

Se devo bere qualcosa 2-3 volte al giorno, allora è qualcosa da cui devo stare lontano. Posso fare a meno di mal di testa e problemi causati dai dolcificanti artificiali. Se sto facendo qualcosa per la mia salute, ho bisogno di qualcosa di naturale.

Basso contenuto di grassi. "Sto cercando di perderli, non di berli!"

Ultimamente ho notato molti frullati sostitutivi del pasto con un alto contenuto di grassi. Perché? Li rende più gustosi e i produttori lo sanno, ma quello che non ti dicono è che ciò eliminerà i benefici dei tuoi pasti nel corso della giornata, poiché dovrai controllare la quantità di grassi dannosi che mangi durante gli altri pasti. Questo è semplicemente troppo complicato e sono troppo impegnato per questo.

Devo seguire tutte le raccomandazioni nutrizionali di un dietista registrato quando scelgo un sostituto del pasto.

Un sostituto del pasto è proprio quello, un pasto. E quando sto cercando di perdere grasso, devo assicurarmi di ottenere tutte le vitamine, gli aminoacidi, le fibre e gli altri nutrienti necessari per il benessere del mio corpo. È così semplice, ma è stato difficile trovarlo. Dimentica le diete dimagranti liquide. Semplicemente non sono una scelta intelligente.

Integratori naturali di testosterone

Man mano che gli uomini invecchiano, molti dei nostri ormoni iniziano a diminuire, principalmente il testosterone. In effetti, il mondo del fitness ha cercato per decenni integratori di testosterone naturali e sani come mezzo per perdere grasso, ma questi non erano disponibili al grande pubblico fino a poco tempo fa.

Il testosterone è ciò che rende un uomo un uomo ed è anche responsabile di mantenerlo in forma. I principali benefici del testosterone includono l'aumento della massa muscolare, la diminuzione del grasso corporeo, l'aumento dei livelli di energia, la fiducia in se stessi, l'aumento del desiderio sessuale, la resistenza e il desiderio sessuale.

Il testosterone aiuta a regolare la perdita di grasso: una storia che forse non hai mai sentito.

A causa di questi benefici, il testosterone è ora visto come la fonte della giovinezza per gli uomini, ed è per questo che molti uomini di tutto il mondo cercano di aumentare i loro livelli di testosterone.

Tuttavia, ricorrere alle iniezioni di testosterone non solo è illegale al di fuori di una prescrizione medica, ma ha anche una vasta gamma di effetti collaterali come l'aumento dell'aggressività e problemi alla prostata dovuti a squilibri ormonali.

Inoltre, una volta che il testosterone esogeno viene iniettato nel corpo, i testicoli, i principali produttori di testosterone, smettono di funzionare e iniziano a ridursi o atrofizzarsi. In sostanza, il tuo corpo inizia a dipendere da iniezioni settimanali per mantenere livelli ormonali sani. Questo non è affatto un approccio ideale.

È importante sottolineare che la mia correzione si basa sullo stile e la comprensione del testo originale, cercando di mantenere il senso generale del contenuto.

La soluzione olistica

Se hai familiarità con la salute olistica, sicuramente non sarai d'accordo con l'approccio sopra descritto. Esistono modi migliori e più sani per stimolare naturalmente la produzione di testosterone nel tuo corpo, evitando così una serie di effetti collaterali indesiderati.

In effetti, molti uomini non qualificano nemmeno per la terapia ormonale legale, anche se stanno sperimentando gli effetti collaterali di un basso livello di testosterone. È quindi fondamentale cercare soluzioni naturali per la perdita di grasso quando si invecchia e si hanno livelli di testosterone ridotti, come evidenziato sia dall'aspetto fisico che dal benessere generale.

Il ruolo del testosterone nel metabolismo:

la sorprendente verità sul perché potresti ingrassare!

Il testosterone svolge un ruolo chiave nella regolazione della produzione di grasso corporeo. Se soffri di bassi livelli di testosterone, ciò si rifletterà in un'elevata percentuale di grasso corporeo, un'esperienza tutt'altro che piacevole per un uomo.

In effetti, quando gli uomini invecchiano e i livelli di testosterone diminuiscono, si verifica anche un rallentamento del metabolismo poiché il testosterone è responsabile della creazione di un metabolismo sano.

In parole semplici, se i tuoi livelli di testosterone sono bassi, ciò influenzerà negativamente la capacità del tuo corpo di bruciare calorie, con conseguente accumulo di grasso nel tempo. Questo non è affatto positivo.

Ciò significa che milioni di uomini in tutto il mondo accumulano grasso in eccesso ogni anno, quando invece potrebbero risolvere completamente questo problema utilizzando integratori naturali di testosterone, che ristabiliscono l'equilibrio chimico del corpo.

Aumentare naturalmente i livelli di testosterone è uno dei modi migliori per combattere il problema dell'accumulo di grasso corporeo, che per molti sembra quasi inevitabile.

"Ho provato a seguire una dieta, ma non ha funzionato"

Questa è una frase che sento quasi ogni settimana da uomini che si motivano, iniziano una routine di allenamento e cercano di adottare una dieta sana ed equilibrata. Purtroppo, i progressi sembrano molto lenti. Se ti ritrovi in questa situazione, potresti considerare l'uso di integratori naturali di testosterone come soluzione ai tuoi problemi di perdita di grasso.

Gli integratori naturali di testosterone possono aiutare ad aumentare il dispendio energetico, che rappresenta una delle chiavi per una perdita di grasso costante. Possono anche migliorare la resistenza, combattere la depressione lieve, aumentare la fiducia in se stessi e contribuire a mantenere un atteggiamento mentale positivo.

Molte persone trascurano quest'ultimo aspetto, ma mantenere una mentalità positiva è fondamentale quando si cercano di raggiungere gli obiettivi. Niente può aiutarti più del testosterone, poiché è l'ormone chiave che crea la mentalità vincente di cui gli uomini hanno bisogno per raggiungere i propri obiettivi di perdita di grasso.

Ricorda, non c'è motivo di arrendersi quando ci sono integratori naturali di testosterone che possono aiutare ad aumentare il tuo livello di testosterone. Quindi non preoccuparti se non riesci a perdere grasso.

Se sperimenti una ridotta resistenza, una diminuzione della fiducia in te stesso o semplicemente non ti senti più come "te stesso", allora il tuo corpo ha bisogno di essere "ripristinato" per recuperare l'energia maschile vitale e goderti la vita come una macchina snella e piena di vitalità.

Integratori alimentari per atleti

Se sei un appassionato di fitness come me, interessato a raggiungere il massimo della definizione muscolare e alla ricerca dei migliori integratori nutrizionali per gli atleti, saprai che arriva un momento nella tua carriera in cui, non importa quanto duramente ti alleni o per quanto tempo, i risultati sembrano stagnare. Questo vale soprattutto per la perdita di grasso e per questo motivo gli integratori alimentari per gli atleti sono così importanti.

Molti atleti chiamano questa fase "il muro", ma nella stragrande maggioranza dei casi, questo "muro" è semplicemente dovuto a una carenza nutrizionale. Ed è per questo che è fondamentale per ogni atleta integrare regolarmente i propri nutrienti, preferibilmente quotidianamente. Questo è ciò che serve per ottenere i risultati che tutti noi stiamo cercando.

In effetti, l'accesso ai migliori integratori alimentari per gli atleti fa la differenza tra un buon atleta e un atleta eccellente, e tra un atleta eccellente e un professionista. Se vuoi migliorare le tue prestazioni atletiche e ridurre al contempo la percentuale di grasso corporeo, devi concentrarti sull'aspetto nutrizionale del tuo regime di allenamento per ottenere i migliori risultati possibili.

In passato mi sono trovato nella stessa situazione. E credimi, non è un buon posto dove trovarsi perché ti fa solo perdere tempo. Ho potuto impiegare quel tempo per fare le cose che amo invece di passare il tempo a inseguire le calorie necessarie per perdere grasso in un frullato post-allenamento, senza mai sembrare ottenere risultati.

Ma tutto è cambiato. Anche se ho imparato a mie spese, tu non devi farlo. Con l'aumento dei negozi di integratori online e fisici, a volte è difficile distinguere i prodotti che funzionano da quelli che non funzionano per ottenere una perdita di grasso ottimale.

Riconosco l'importanza di reintegrare i nutrienti quotidianamente, non solo attraverso il cibo che si trova al supermercato, ma anche attraverso gli integratori alimentari per atleti, che mi consentono di assumere un'ampia varietà di sostanze nutritive che non potrei ottenere da solo.

Sono sicuro che non vuoi passare l'intera giornata a masticare cibo per soddisfare il fabbisogno di nutrienti del tuo corpo e fornirgli le vitamine e i nutrienti di cui ha bisogno per mantenere la forma fisica che ami. Non solo non è divertente, ma influisce anche sulla tua vita sociale.

Ora, approfondiamo un po' la scienza su come diventare magri e rimanere tali. Questo è un argomento spaventoso ed eccitante allo stesso tempo, perché ciò che ti sto per dire è che c'è qualcosa che puoi fare al riguardo!

Gluconeogenesi: una brutta parola, soprattutto dopo l'allenamento

Se non sei familiare con il concetto di "finestra metabolica di 60 minuti", si tratta del periodo di tempo immediatamente successivo all'allenamento in cui il tuo corpo implora di reintegrare i nutrienti, in particolare il glicogeno perso durante l'allenamento.

Il glicogeno è una forma di carboidrati immagazzinata che si esaurisce durante l'allenamento. Dopo l'allenamento, il corpo passa dalla modalità brucia-grassi (se l'allenamento dura più di 20 minuti) alla modalità di riposo, in cui richiede energia immagazzinata sotto forma di glicogeno per funzionare correttamente.

Se non hai una fonte adeguata di carboidrati immediatamente dopo l'allenamento, il tuo corpo avvierà un processo chiamato gluconeogenesi, che è il tentativo del corpo di creare carboidrati da fonti diverse dai carboidrati stessi, come le proteine.

Ciò significa che i tuoi muscoli faticosamente allenati potrebbero essere utilizzati per ricostituire le riserve di glicogeno subito dopo l'allenamento! Questo è qualcosa che vuoi evitare perché influisce sulla tua perdita di grasso!

Inoltre, quando il tuo corpo inizia a digerire i tessuti muscolari per creare carboidrati, consuma anche il tessuto muscolare stesso, che è il principale stimolatore metabolico del tuo corpo. Ciò non solo ostacola i tuoi sforzi di perdita di grasso, ma ti mette in un circolo vizioso in cui "rubare a Pietro per dare a Paolo" diventa la norma dal punto di vista metabolico.

Gli integratori alimentari per gli atleti impediscono che tu rimanga bloccato su questo punto! Tuttavia, trovare i migliori integratori alimentari per gli atleti può risolvere completamente questo problema. Il tuo corpo riceverà la giusta quantità di carboidrati e proteine di cui ha bisogno per recuperare adeguatamente.

Non c'è mai stato un momento migliore in cui la scienza può aiutarci a migliorare il nostro aspetto e la quantità di grasso che possiamo perdere. Clicca qui per scoprire la soluzione a questo problema e capire perché non dirai mai più "Gluconeogenesi!".

Se sei un uomo che cerca di perdere grasso corporeo, potrebbe esserti utile sapere che il testosterone svolge un ruolo importante nel processo di perdita di grasso. Il testosterone è un ormone fondamentale per la massa muscolare, la forza e il metabolismo. Quando i livelli di testosterone sono bassi, può essere più difficile perdere grasso corporeo e mantenere un fisico snello.

Se stai cercando di perdere grasso corporeo, ci sono alcune strategie che puoi adottare per aumentare naturalmente i tuoi livelli di testosterone. Innanzitutto, una dieta sana ed equilibrata è essenziale. Assicurati di consumare abbastanza proteine, grassi sani e carboidrati complessi. Evita gli zuccheri raffinati e gli alimenti trasformati, in quanto possono influire negativamente sui livelli di testosterone.

Oltre alla dieta, l'esercizio regolare è fondamentale per aumentare il testosterone e favorire la perdita di grasso corporeo. Gli allenamenti ad alta intensità, come l'allenamento con i pesi, sono particolarmente efficaci nel promuovere l'aumento del testosterone. Cerca di fare esercizio almeno tre volte alla settimana e includi sia esercizi di forza che esercizi cardiovascolari nella tua routine.

Alcuni integratori possono anche aiutare ad aumentare i livelli di testosterone. Tuttavia, è importante notare che gli integratori non sono una soluzione magica e dovrebbero essere utilizzati con cautela. Parla con il tuo medico o un nutrizionista prima di assumere qualsiasi integratore per assicurarti che sia sicuro e adatto alle tue esigenze.

Alcuni integratori popolari per aumentare i livelli di testosterone includono:

1. **Tribulus terrestris**: è un'erba che è stata tradizionalmente utilizzata per migliorare la libido e aumentare i livelli di testosterone.
2. **Zinco**: è un minerale essenziale coinvolto nella produzione di testosterone. Assicurati di consumare abbastanza cibi ricchi di zinco, come carne rossa, noci e semi.
3. **Vitamina D**: è stata associata a livelli più alti di testosterone negli uomini. Esponiti alla luce solare naturale o considera l'assunzione di integratori di vitamina D se vivi in una zona con poca luce solare.
4. **D-aspartico (DAA)**: è un aminoacido che può aiutare a stimolare la produzione di testosterone.
5. **Omega-3**: gli acidi grassi omega-3 possono aiutare a migliorare la sensibilità insulinica e favorire la produzione di testosterone.
6. **Magnesio**: è coinvolto in numerosi processi nel corpo, tra cui la produzione di testosterone. Assicurati di consumare abbastanza alimenti ricchi di magnesio, come verdure a foglia verde, noci e semi.

Ricorda che è importante assumere gli integratori correttamente e seguire le dosi consigliate. Inoltre, mantieni uno stile di vita sano complessivo, compresa una buona alimentazione, esercizio regolare e sufficiente riposo, per massimizzare i risultati.

In conclusione, se stai cercando di perdere grasso corporeo, aumentare i livelli di testosterone può essere un fattore importante da considerare. Segui una dieta equilibrata, fai esercizio regolarmente e, se appropriato, consulta un professionista per discutere l'uso di integratori. Ricorda che i risultati possono variare da persona a persona e che la consulenza di un esperto può essere utile per personalizzare il tuo piano di perdita di grasso in base alle tue esigenze individuali.

Conclusione: pronti... partenza... via!

Ora che abbiamo imparato come modificare il tuo stile di vita e perdere peso, tutti sanno cosa fare. Leggono i materiali, si rendono conto che devono agire e impegnarsi, ma la verità è che le persone raramente lo fanno. A meno che tu non sia disciplinato nel resistere alla tentazione di consumare cibi malsani e motivato a mangiare cibi sani, ti sarà difficile intraprendere il percorso verso una vita sana.

Nessuna quantità di lettura o di affermazioni del tipo "Sì, posso farlo" ti aiuterà, a meno che tu non compia il primo passo. È necessario un forte impegno per mettersi in moto e altrettanto impegno per mantenere questa iniziativa. La maggior parte delle persone si arrende presto perché non è soddisfatta dei risultati ottenuti. Se puoi impegnarti, mantenere la motivazione e continuare ad aspirare a mangiare bene e ad allenarti correttamente, raggiungerai il tuo obiettivo, indipendentemente da quale esso sia: perdere peso, aumentare la tua resistenza o diventare un atleta migliore in uno specifico sport. Devi solo uscire e sforzarti, facendo il lavoro richiesto.

Col passare del tempo, non solo ti adatterai mentalmente al tuo programma di allenamento, ma svilupperai una notevole disciplina e fiducia in te stesso, mantenendo naturalmente un atteggiamento positivo che ti permetterà di resistere facilmente a qualsiasi tentazione.

Tutti devono iniziare da qualche parte. Impostare i tuoi obiettivi gradualmente, anziché cercare di fare tutto in una volta e cercare di perdere 10 chili sulla cyclette in una settimana, farà più male che bene. Iniziare il processo lentamente è la chiave, ad esempio iniziando con una camminata veloce per permettere al tuo corpo di adattarsi alle sessioni di allenamento più intense che hai pianificato per le settimane successive.

Un errore che le persone commettono quando iniziano è fare troppo, il che porta a infortuni e presto decidono che l'allenamento è troppo doloroso e faticoso.

Come prima cosa, stabilisci un programma e, se necessario, consulta un personal trainer per capire cosa potrebbe essere utile per te se ti senti a disagio nel creare il tuo piano. Non è necessario rendere il processo così difficile. Se il tuo obiettivo è perdere peso, tutto ciò di cui hai veramente bisogno è una breve finestra di tempo dedicata all'esercizio fisico e il controllo di ciò che metti nel tuo corpo.

Sii semplicemente fiducioso e lavora per raggiungere i tuoi obiettivi. Mantieni un atteggiamento positivo e otterrai i risultati che desideri. Con l'avvicinarsi di una nuova stagione, potrebbe essere un buon momento per iniziare a sviluppare un piano e intraprendere azioni concrete per avviarti verso uno stile di vita estremamente salutare che meriti.